歯医者に行きたくない人のための

自分でできるデンタルケア

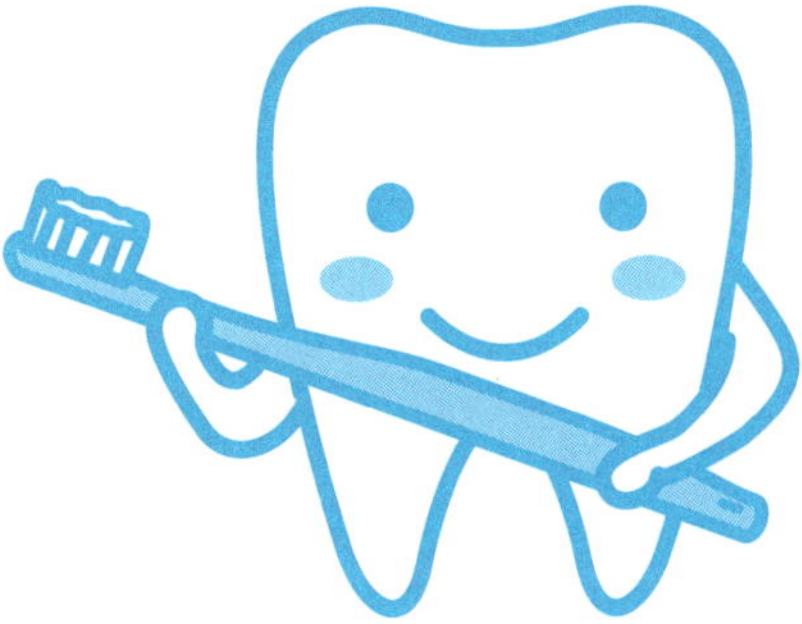

歯科医師
西原郁子

アスコム

はじめに

私は歯医師をしていますが、すすんで「歯医者さんに行きたい！」という人は、残念ながら多くはありません。

やはり、子どものころの「親御さんに無理やり連れて行かれた」「予約を取るのが面倒」「通わなくてはいけないのが大変だ」という思いがあるからなのでしょうか。

お気持ち、わかります。ですから、本書では**「せめてこれだけは習慣にしてほしい」という基本的なデンタルケア**について書きました。誰でも簡単に毎日実践できる、具体的な方法をご紹介しています。

雑誌『プレジデント』が、55～74歳の男女1060人に行った、「今、何に後悔していますか？」というアンケートの中で、「健康について後悔していること」で1位となったのは、**「歯の定期健診を受ければよかった」**でした。

なんと、「日ごろからよく歩けばよかった」や「暴飲暴食をしなければよかった」「タバコをやめればよかった」という回答をも上回っていたのです！

もしかすると、こう回答した人たちの多くは、一生の財産である歯を失ってしまったときに、痛烈にそう感じたのかもしれませんね。

口腔内は、年齢を重ねるほど、さまざまなトラブルのリスクが高まります。

若いころはなんとかごまかせていた症状でも、40代以降では一気に悪化してしまう可能性もあります。

「歯は悪くなったら治療すればいい」

これは、かなり危険な考え方。ギリギリまで我慢し、痛みに耐えられなくなって歯科医院に駆け込んだものの、もはや治療ではどうすることもできず抜歯するというパターンが大変多いのです。

歯を失うと知ったときの患者さんのショックは、相当なものでしょう。しかも、入れ歯やインプラントともなれば、治療費の負担も大きくのしかかってきます。

私はこのようなとき、歯科医師として、とてもやるせない気持ちになります。

「こうなる前に、もっとできることがあったのではないか……」

そう思わずにはいられません。

この「できること」とは、治療ではなく**「毎日のデンタルケア」**。

もちろん、お口の中のトラブルを早期発見することで、治療の選択肢も大幅に広がります。現代の歯科医療は、「治療中心」から**「予防中心」**へとシフトしつつあるのです。

そのためにはまず、「自分でできる歯科予防」や、「お口のトラブルが引き起こす、全身への健康被害に対する知識を高めていくこと」が重要です。

厚生労働省と日本歯科医師会が推進している「８０２０（ハチマルニイマル）運動」は、80歳で20本以上の歯を残そうというもの。自分の歯が20本以上あれば、ほとんどの食品を不自由なく食べることができるとされています。平成23年度の調査では、達成者は38・３パーセントでした。

いつまでも自分の歯で、健康的に、笑顔に自信が持てる人生を送る——。

そのためには、「自分の歯は、まずは自分で守る」ことから始めましょう。

デンタルケアを始めるのに、「遅い」ということはありません。

すぐにできるから「予防」なのです。

今からでも大丈夫！

この先の人生で後悔をしないためにも、正しいデンタルケアの習慣を、さっそく身につけていきましょう！

歯周病　セルフチェック

あなたのお口の状態に当てはまるものを、チェックしてみましょう。

- □歯ぐきに赤く腫れた部分がある。
- □口臭がなんとなく気になる。
- □歯ぐきがやせてきたみたい。
- □歯と歯の間にものがつまりやすい。
- □歯をみがいたあと、歯ブラシに血がついたり、すすいだ水に血が混じることがある。
- □歯と歯の間の歯ぐきが、鋭角的な三角形ではなく、うっ血していてブヨブヨしている。
- □時々、歯が浮いたような感じがする。
- □指でさわってみて、少しグラつく歯がある。
- □歯ぐきから膿うみが出たことがある。

判定

なし

これからもきちんと歯みがきを心がけ、少なくとも１年に１回は歯科健診を受けましょう。

１～２個の場合

歯周病の可能性があります。まず、本書で歯みがき方法を見直しましょう。念のため、かかりつけの歯科クリニックで歯科検診を受けましょう。

３～５個以上の場合

歯周病が進行しているおそれがあります。デンタルケアを習慣づけるとともに、早めに歯科医師に相談しましょう。

６個以上の場合

今すぐかかりつけの歯科クリニックへ予約を！　80歳で20本の歯を目指すために、早めに治療しましょう。

目次

第2章 歯のプロが教える、もっと歯がよくなる応用メソッド

第3章 あなたの歯をなくさせない！ いい歯科医師の見つけ方

第4章 デンタルケアをしないとあなたの歯の寿命は短くなる

第5章 知ればもっと歯はよくなる！ 歯の新常識

第1章

今すぐできる!
無理なく
続けられる
基本の歯みがき

正しい歯みがきができている人は、ごくわずか!?

デンタルケアの基本は、やはり歯みがきです。

- プラーク（歯垢《しこう》）の餌となる、食べ物のカス（主に糖質）を残さない。
- できてしまったプラークを落とす。

歯みがきによって、この2点がしっかりとできていれば、歯周病やむし歯の予防はもちろん、その進行も止めることができるからです。

歯周病やむし歯を悪化させてしまい、どうにもならなくなって歯科医院に駆け込む方のなかには、「毎日、ちゃんと歯みがきをしているのに」と訴える患者さんもいます。

体質やそのほかのリスク因子も関係しているのでしょうが、実際にどんなみがき方をしているのかを確認してみると、正しくできていないことが多々あります。

プラークは色が白いので、歯や歯肉溝に残っていても、パッと見ではわかりません。そこで、**「歯垢染色剤」を使ってみがき残しがないかをチェックしてみると、口腔内のあちこちに残ったプラークが浮かび上がります。**歯垢染色剤にはジェル、錠剤、液状などいろいろな種類があります。

いかにみがき残しが多かったか、目で見て実感してもらえるので、あとは正しいブラッシングの方法を説明し、毎日実践してもらうようにしています。

歯垢染色剤によるチェックは歯科医院でもできますし、市販もされているので、ぜひ一度、試してみることをオススメします。

使い方は簡単。

歯みがきをしたあと、歯垢染色剤を適量、お口の中全体に行き渡らせます。そして、軽く水でゆすげば終了。

口腔内に残っているプラークに色がついているので、みがき残しはもちろん、どの部分にプラークが溜まりやすいかも一目瞭然です！

みなさん、わりと歯みがきのクセというものがあり、たとえば上の歯列はしっかりみがけているのに、下の歯列にはプラークがびっしりと残っていたり、右側だけみがき残しが多かったり。はたまた、その逆も。

特に、**歯間や歯と歯肉の境目は、ちゃんとみがけていない人が大変多いと思います。**

こうすることで、ご自身の苦手な部分を把握することもできますし、どの部分にプラークが溜まりやすいのかもわかるので、そこを意識的に丁寧にみがくようにしましょう。

また、**染まったプラークを歯ブラシでブラッシングしながら落としていくと、感覚的に覚えていくことができますよ。**

「きちんとみがけるようになると、すっごい達成感がありますね！」

こんなことを言っていた方もいます。
私もまさに同感。
感覚をつかんで、慣れてしまえば簡単ですし、毎日のデンタルケアでキレイになっていく歯を見るのが、楽しくなると思います！

今日からできる！正しい歯みがき6箇条

これから、歯科医師が実践している正しい歯みがき方法を紹介していきます。

といっても、歯みがきの基本は、とても簡単でシンプルなもの。

いきなり高価なデンタルケアのグッズを揃える必要はありません。

張り切りすぎて挫折してしまうよりも、シンプルで丁寧なケアを続けていくほうが大切です。

まずは次からの「歯みがき6箇条」から始めていきましょう！


【その1】その日の汚れは、その日のうちに落とすべし！

一日の終わり、疲れていると歯をみがくのもおっくうになってしまうことがありますよね。特に仕事で帰りが深夜になってしまった日や、お酒を飲んで帰ってきた日などは、そのまま倒れ込むように布団にバタン……。

しかし、就寝時は唾液の分泌も減るため、**一日の中で最も細菌が繁殖しやすい口内環境になります。**そんな状況でプラークを残したまま寝てしまうと、歯周病やむし歯が確実に進行します。

よって、**夜、寝る前の歯みがきは、特に丁寧に行いましょう。**

歯みがきは毎食後に行うのが理想ではありますが、極端な言い方をすると、朝や昼間の歯みがきができなくても、夜寝る前だけは必ずやるべきだと思います。

それに、ゆっくりと時間を取りづらい朝や昼間よりも、デンタルケアに時間をかけることもできますよね。

私は、夜寝る前の歯みがきは、

- まずは歯ブラシで手みがき。

←

- デンタルフロスで歯間の汚れをおとす。

←

- 歯のトリートメントを兼ねて、超音波ブラシで仕上げ。

といった流れで行っています。

手みがきと超音波ブラシの両方を使うので「そこまでするの!?」と、驚かれることもあります。かなり疲れているときは手みがきとデンタルフロスだけにしてしまいますが、それほど**夜のデンタルケアは大切にしています。**

一日の気持ちのリセットも兼ねているので、デンタルケアを終えると、精神的にもすっきりしますよ。

どんなに疲れていても、**「その日の歯の汚れは、その日のうちに」**が鉄則。

歯科医師・西原郁子の夜の歯みがき

どんなにクタクタになって帰ってきても……

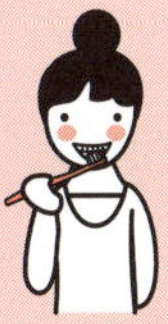

1 歯ブラシで手みがき。

2 デンタルフロスで歯間の汚れをおとす。

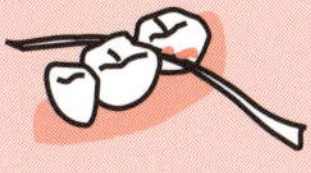

3 超音波ブラシで仕上げ。

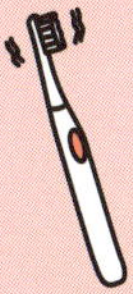

4 一日の気持ちのリセット！
おやすみなさい……

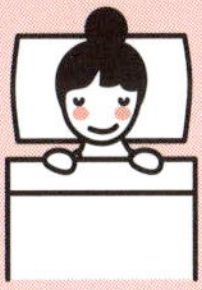

格言

『その日の歯の汚れは、
その日のうちに　郁子』

疲れて歯みがきをせずに寝てしまいそうになったら、この言葉を思い出してくださいね。

【その2】歯は「食器」だと思いましょう。

食事をするとき、あなたは汚れたままの食器を使いますか？
歯みがきをせずに食事をするのは、汚れた食器に料理をのせて食べているのと同じことなのです。

汚れた食器をそのままにしておくと、洗う際に落としづらくなりませんか？
大切にしている食器ほど、傷つけないように優しく丁寧に扱いませんか？

歯も同じこと。
大切にしている「食器」だと思ってケアしてあげてください。
美しくみがかれた食器で食べる料理は、何倍も美味しく感じられるはずです。

【その3】歯みがきは一日3回、食後30分がベスト

「プラークコントロール」(166〜168ページ)という点では、歯みがきは**毎食後に行うことが理想です。**

ただし、間食のたびにブラッシングをしていると歯や歯茎を痛めることもあるので、**朝食後・昼食後・夜寝る前の一日3回でも問題ありません。**ただし、起床した直後も入れて「4回」の歯みがきを、私はオススメします。

歯みがきの回数よりも、**正しくみがけて、プラークが残っていないことのほうが大切だと思います。**

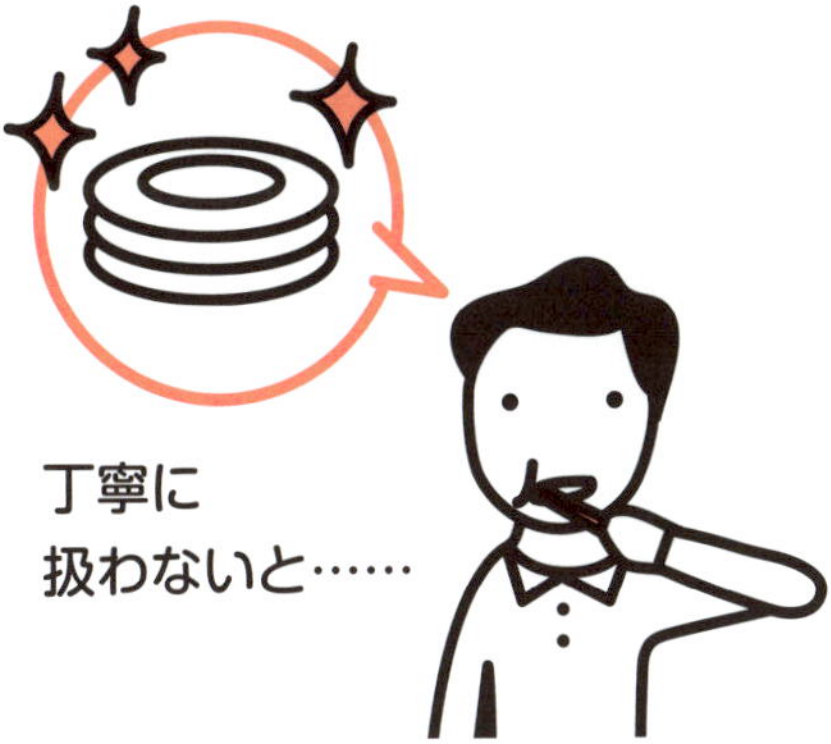

また、できることなら歯みがきは、**食後30分ほどたったタイミングがいいでしょう。**

食べてすぐの口腔内は、プラークが酸を生み出して酸性に傾いているため、歯の脱灰が起こっています。

このタイミングでブラッシングをすると、**歯ブラシの毛が歯のエナメル質までも削り落としてしまう可能性があるのです。**

食後30分ほどたつと、唾液の作用で口腔内は中性に戻り、歯も再石灰化が始まっていますから、歯の表面を傷つけることは軽減します。

できれば食後30分がベスト

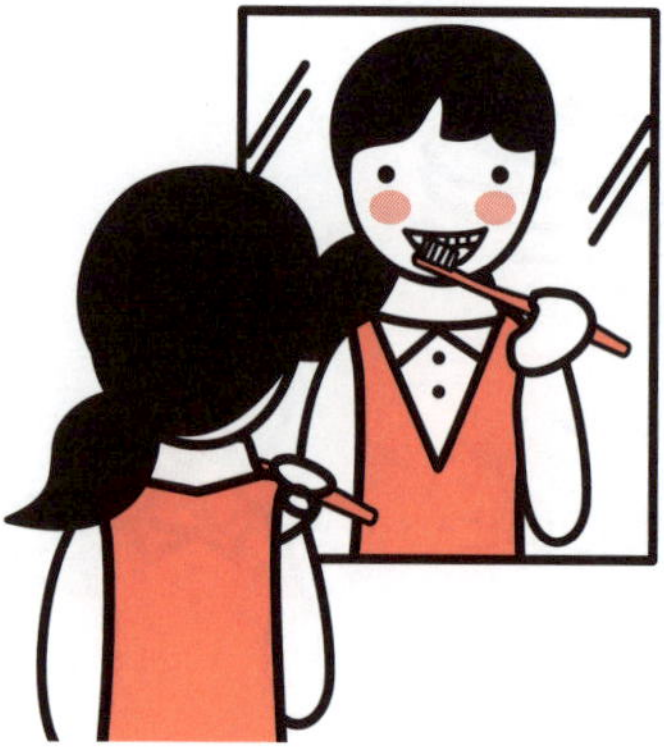

とはいえ、朝や昼間は、そうタイミングよく歯みがきできる時間が少ないと思います。「まだ30分たっていないから、歯みがきは危険！」などと、神経質になる必要はありません。

できるだけ優しく、歯の表面を傷つけないように意識すれば大丈夫です。

【その4】歯ブラシは、機能性よりもみがきやすさ

「どんな歯ブラシがオススメですか？」

これも、みなさんからよく聞かれる質問です。
確かに、多種多様な歯ブラシが出ているので迷ってしまいますよね。
口内環境にもよるので、もし機会があれば、かかりつけの歯科医師からその人に合わせた具体的なアドバイスを受けるといいと思います。
基本的な歯ブラシ選びのポイントは次の5つです。

●細菌が繁殖しにくく、適度な強度を持つポリエステル樹脂の人工毛。または、ナイロン毛。
●植毛が密なもの（3列が目安。ただし、密な分、細菌も繁殖しやすいので、清潔な管理を心がけましょう）。
●毛は、「ふつう」か「やわらかめ」。
●小回りが利きやすく奥歯にも届く、小さめのヘッド。
●持ち手はストレートなタイプ。

「硬い毛でみがいたほうがよく落ちる」「歯茎のマッサージ効果がある」と思っている方もいますが、歯や歯茎を傷つける可能性が高いので、あまりオススメできません。

特に、**歯周病の人は「やわらかめ」のほうがいいと思います。**

歯周病などのトラブルがない人は、やわらかすぎると毛が寝てしまいプラーク

理想的な歯ブラシとは？

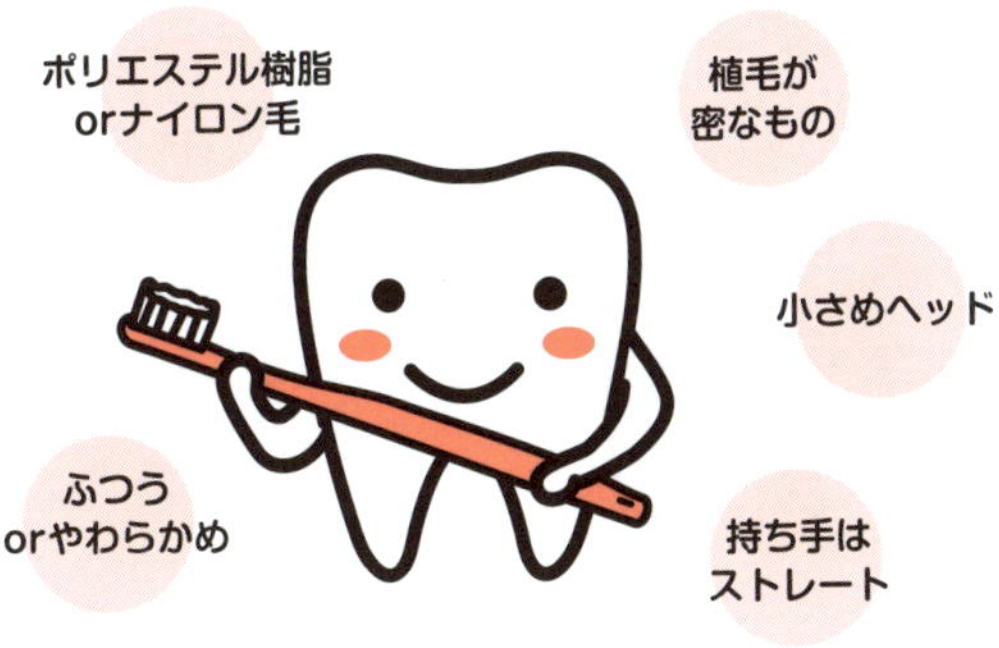

を落とすことができないので、「ふつう」がいいでしょう。

まずはベーシックなタイプを使用してみて、痛みを感じたり、歯茎から出血が見られたりしたら、毛のタイプをやわらかくするなどの調整をしてください。

【その5】歯ブラシは「鉛筆持ち」で優しくみがく

歯ブラシの持ち手がストレートなタイプをオススメする理由は、**この「鉛筆持ち」をするためだからです。**

鉛筆持ちは、あらゆる角度で毛先を

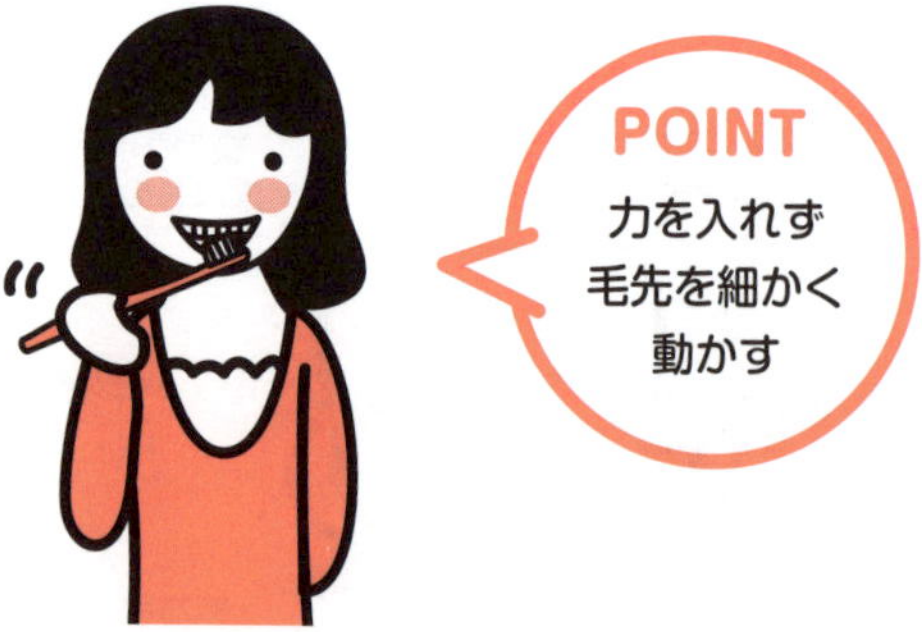

動かしやすいのはもちろん、力を入れすぎずにみがけるという点でも優れています。

「歯ブラシの毛先が開いてきたら交換の時期」

これはよく言われますが、私は、使用している歯ブラシの毛先が開いたことがありません。

毛のタイプが「ふつう」ならば、適切な力でみがいていれば毛先がそう開くことはないと思います。「ふつう」タイプの歯ブラシで、毛先が1カ月もしないうちに開いてしまう人は、力を入れすぎている可能性が。力任せの歯みがきは、結果的に歯や歯茎を痛めてしまいます。

たとえば、床を掃除するとき、ほうきを床に押しつけて掃くよりサッサッサッと軽いタッチで掃くほうがキレイになりますよね？

力でみがくのではなく、**毛先を細かく動かしてみがくようにしましょう。**

【その6】歯は順番を決めて細かくみがく

歯をみがく順番、どのようにしていますか？

大まかな流れは決まっていても、なんとなく全体の歯を繰り返しブラッシングしている人も多いのではないでしょうか。

常に同じ場所だけみがき残しが出てしまうと、プラークが石灰化して歯石になります。できてしまった歯石は、セルフケアでは除去できません。

みがき残しをなくすためにも、「左下の奥歯↓前歯↓右下の奥歯」などと順番を決めて、**全体の歯がもれなくみがけているかを確認しましょう。**
その際、
- 歯と歯のあいだ
- 歯と歯茎の境目（歯肉溝）
- 奥歯の噛み合わせ部分とその裏側

などは、みがき残しになりやすい部分。
より丁寧にみがいてくださいね。

歯みがきの手順の一例

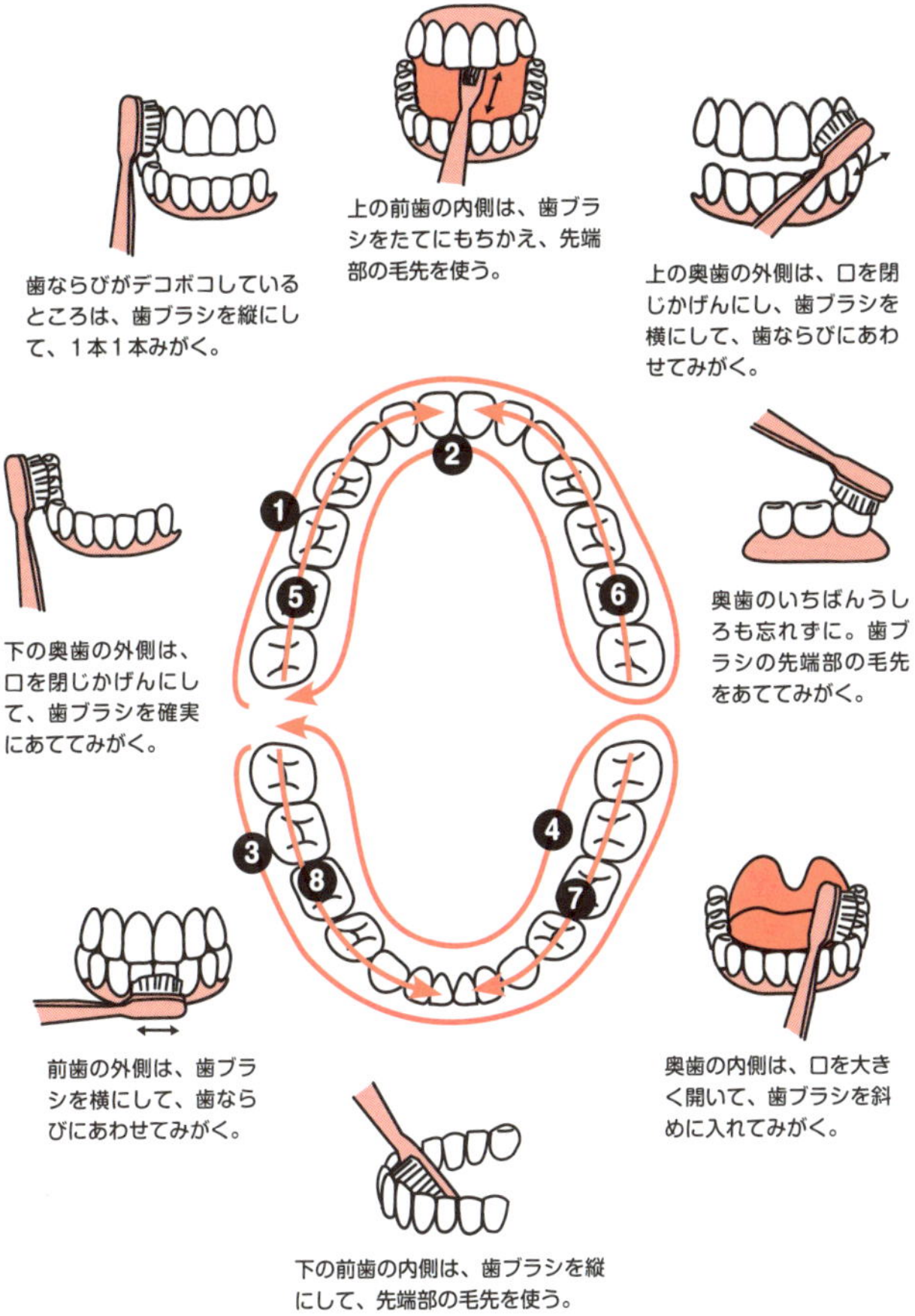

歯ならびがデコボコしているところは、歯ブラシを縦にして、1本1本みがく。
上の前歯の内側は、歯ブラシをたてにもちかえ、先端部の毛先を使う。
上の奥歯の外側は、口を閉じかげんにし、歯ブラシを横にして、歯ならびにあわせてみがく。
下の奥歯の外側は、口を閉じかげんにして、歯ブラシを確実にあててみがく。
奥歯のいちばんうしろも忘れずに。歯ブラシの先端部の毛先をあててみがく。
1
2
3
4
5
6
7
8
前歯の外側は、歯ブラシを横にして、歯ならびにあわせてみがく。
奥歯の内側は、口を大きく開いて、歯ブラシを斜めに入れてみがく。
下の前歯の内側は、歯ブラシを縦にして、先端部の毛先を使う。

※上記の❶～❽の順番はあくまで一例です

これが、歯科医師も実践している歯みがき法

ブラッシングにはいろんなタイプがありますが、プラークを落としやすく、歯周病対策に効果的なのは、**45度の角度で毛先をあてて歯周ポケット内のプラークを掻き出す「バス法」**です。

【ブラッシングの基本】

- 歯と歯肉の境目（歯肉溝）に、歯ブラシの毛先を45度の角度で入れて、軽い力で優しく横に動かします。プラークを、優しく掻き出していくイメージで。
- 1カ所につき20回ほどが目安。
- 前歯の裏側は、歯ブラシの柄を持ち替えて、歯ブラシを縦にしてみがく。

●1本1本をみがくイメージで、細かく丁寧に。
●力を入れすぎない。

【歯みがきの所要時間】

歯みがきの時間は15分程度が理想です。

これを「長い！」と感じるか「ふつう」と感じるかは人それぞれ。でも、正しく丁寧にみがいていたら、このくらいの時間は自然と必要になってきます。

15分みがくのがどうしても苦痛と感じるのなら、テレビを観ながらでもO

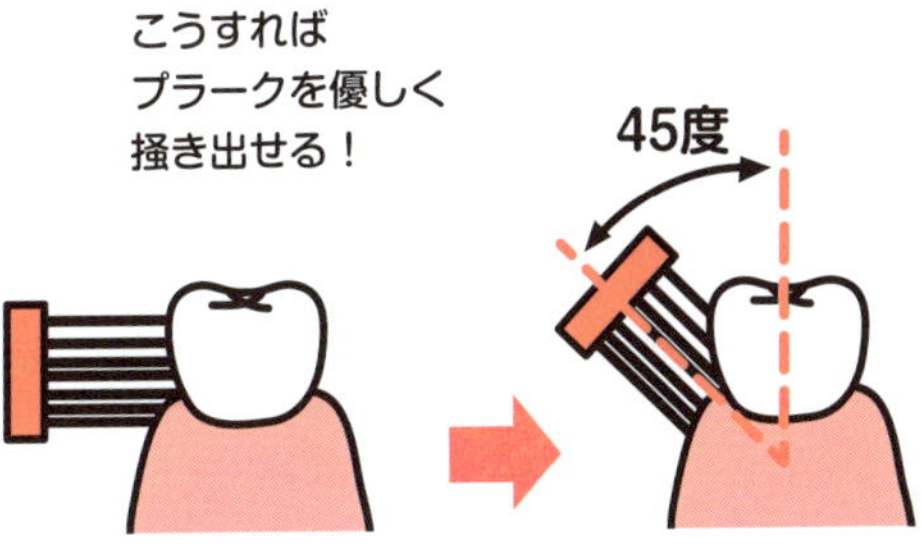
こうすれば
プラークを優しく
掻き出せる！
45度

K。

比較的時間を取りやすい夜の歯みがきは、お風呂に入っているときに、ゆっくりと行うのもいいでしょう。リラックスしながら、**20分ほどかけて丁寧に。**


【歯みがき粉の量】

歯みがき粉の量は、**ブラシの長さの3分の1未満か、小豆1粒程度**で十分です。

大量に使用しても、効果はさほど変わりませんし、むしろ、泡立ちや清涼感で「ちゃんとみがいた気分」になってしまうのでオススメできません。

歯みがき粉は
つけすぎないで！

極論を言えば、**歯みがき粉を使用せずに唾液だけでみがいても問題ないですよ。**

【歯みがき後のチェック方法】

歯みがきを終えたら、**舌で全体の歯の表面をチェック**しましょう。

特に、鏡では確認しづらい歯の裏側や奥歯を念入りに。

ザラザラとした感触が残っているようだと、みがき残しの可能性があります。

キレイにみがけていれば、歯の表面がツルツルに感じられます。

また、定期的に歯垢染色剤を使用し

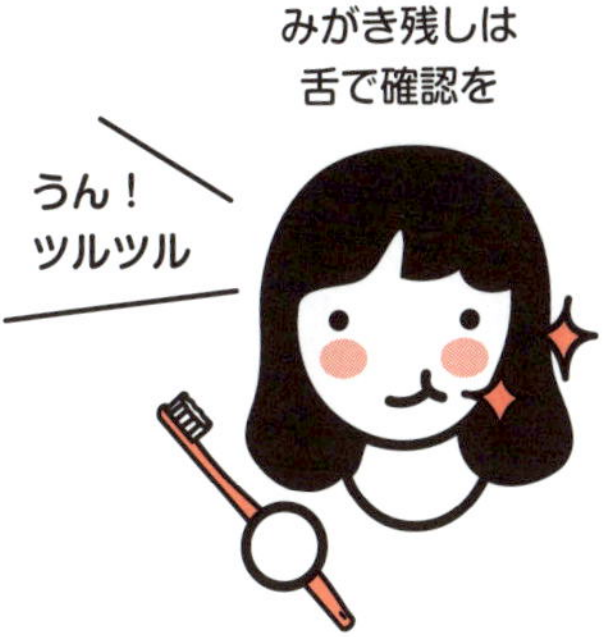

て、みがき方のクセを確認しておきましょう。

歯垢染色剤は、歯科医院はもちろん、ドラッグストアやインターネットショップでも購入が可能です。

「こんなにみがけていなかったんだ!」と目で見て実感できますし、「みがき残しをなくそう」と、やる気が湧いてきて、デンタルケアを楽しく続けていくモチベーションにもなると思います。

第2章

歯のプロが教える、もっと歯がよくなる応用メソッド

歯間ケアをしていない歯科医師はいません

プラークコントロールとは、**プラークの増殖を抑えて、歯周病やむし歯を進行させない状態を保つこと。**

プラークコントロールのために欠かせない「歯みがき」。

もうひとつ、ぜひとも習慣にしていただきたいのが、**「歯間ケア」**です。

おそらく歯科医師で、歯間ケアをしていない人はいないと思います。

私も、カバンの中には常に携帯用のデンタルフロスが入っていて、自宅ではもちろん、外出先でも歯みがきとセットで使用していますよ。

歯間ケアは、それほどに重要なことなのですが、残念ながら一般的にはまだ、ブラッシングほど必要性が認知されていません。

しかし、**むし歯の約90パーセントは歯間から始まっています。**

歯ブラシによるブラッシングでは、どんなに丁寧にみがいても歯と歯のあいだのプラークは取り切ることができません。

歯ブラシでのブラッシングのみの場合、歯間に溜まったプラークの除去率は約60パーセント。

なんと、**40パーセントのプラークが、歯間に残ったままなのです！**

これにデンタルフロスなどをあわせて使用することで、**約80パーセントまでアップすることができます。**

歯間に入っているプラークは、鏡で見て確認することができないので、なかなか実感されにくいと思いますが、ピンとこない方は歯垢染色剤を使用してみるのもいいかもしれません。歯と歯の境目に色がついていたら、歯間にも同様にプラークが残っていることになります。

私がお世話になっている大学病院の教授は、歯間ケアの重要性をなかなか理解していただけない患者さんにデンタルフロスを使用してもらい、フロスに付着したプラークの臭いを嗅いでもらったそうです。

「歯間ケアをしないと、これを毎日、溜めていることになるんだよ」

教授のこの言葉に、患者さんは相当な衝撃を受けたことでしょう。ちょっとしたショック療法ですね……。


ちなみに、爪楊枝は歯間に入らないですし、歯肉を傷つけることがあるので歯間ケアには向いていません。時々、爪楊枝でゴリゴリと歯間を掃除している方を見かけますが、尖った先が歯肉を傷つけてしまうことで、かえって歯周病やむし歯を悪化させる可能性があります。

歯間ケアにはやはり、専用のアイテムを使用するのがいちばん効果的です。

どのようなものがあるのかは次ページでご紹介しますが、ぜひ一度、試しに**歯間ケア用のアイテム**を使用してみてください。

なかには、「自分ではみがけているつもりだったのに、まだこんなに残っていたのか！」と、驚かれる方もいるのではないでしょうか。

同時に、「歯と歯の隙間がスッキリして、これはクセになる」という人も。

歯間のプラークを取ったあとの爽快感を味わってしまうと、歯間ケアをしないと気持ち悪く感じるようになりますよ！

朝や昼間は時間的に難しいようであれば、**いちばんしっかりデンタルケアをしておきたい夜の時間に取り入れていきましょう。**

デンタルフロスや歯間ブラシを使用した後は、**しっかりと口をゆすぐことも忘れずに行ってください。**

歯みがき後に歯間ケアをプラスすることで、プラークの除去率を高めることができるので、その分、**就寝時の細菌の繁殖を抑えることができます。**

歯間ケアに必要な5つのマストアイテム

歯間ケア用のアイテムには、さまざまな種類があります。一人ひとりに合ったものを使用することが大切なので、それぞれの特徴を理解したうえで、最適なものを選びましょう。

【デンタルフロス】

合成繊維などでできた、細い糸状のものです。

歯と歯のあいだに差し込み、糸を細かくスライドさせてプラークを掻き出します。歯間はもちろん、歯と歯肉の境目にも入り込めるので、**歯肉溝のプラークも取ることができます。**

一般的には、ケースの中に糸巻き状に束ねられていて、自分で使用したい長さ（30～40センチ程度）を引き出し、その都度カットして使います。

使い方は、ブラッシングをしたあとに、デンタルフロスを歯間に挿入し、歯と歯肉の境目にデンタルフロスが少し隠れるくらいまでそっと入れて、歯の側面をスライドさせながら上下に数回動かします。反対側の歯の側面も同様に行い、これをそれぞれの歯間で繰り返していきます。

両手の人さし指に糸の端をくるくる

デンタルフロスの使い方

1

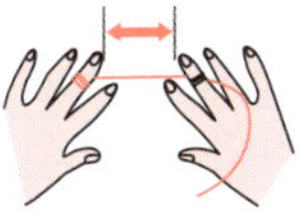

デンタルフロスを適度な長さ（30～40㎝）に切った後、両手の中指に２～３回ずつ、デンタルフロスの間隔が10～15㎝になるように巻きつける。

2

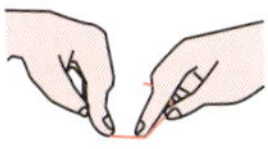

ピンと張った状態になるように親指や人さし指で支え、歯ぐきを傷つけないように、歯と歯の間にゆっくりと入れる。

3

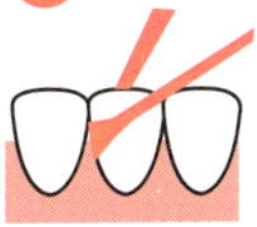

歯の表面に沿わせるようにして、デンタルフロスを前後に数回動かす。
※歯ぐきではなく、左右の歯の表面に沿ってあたるように動かしましょう。

4

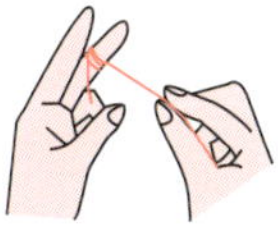

次の歯と歯の間をケアする際には、デンタルフロスの使用した部分をずらして、新しい部分を使う。

と巻き付け、使用した分だけ糸を指に巻いて（反対側の指に巻いてある糸はほどいて）移動させていくとやりやすいですよ。

滑りをよくするために糸がコーティングされたワックスタイプや、除去効果を優先したノンワックス（アンワックス）タイプ、唾液によって繊維が膨らみ除去効果がアップするタイプなど、機能ごとにいろんなタイプがあります。

慣れないうちは使いやすいワックスタイプから始めて、様子を見ながらノンワックスを試してみるのがいいかもしれません。

歯と歯のあいだに隙間がない人には、デンタルフロスが適しています。

【フロスピック】

基本的にはデンタルフロスと同じですが、使いやすいように、持ち手が付けられています。

デンタルフロスを指で巻いて使用するのが苦手な人や、奥歯がやりづらいと感じる人は、ピックタイプのほうがいいかもしれません。

T字型やY字型、サイズの小さい子ども用などどもあります。

歯間がない人にも向いています。

【歯間ブラシ】

持ち手の先に小さなブラシが付いていて、歯と歯のあいだの根元に滑り込ませてプラークを除去します。

使い方は、歯の根元に直角になるようにブラシを差し込み、前後に優しく動かしてプラークを掻き出します。次に歯の側面に合わせ、ブラシを少し斜めにして角度を変えながら、隙間と歯肉の部分を掃除していきましょう。

フロスピックの使い方

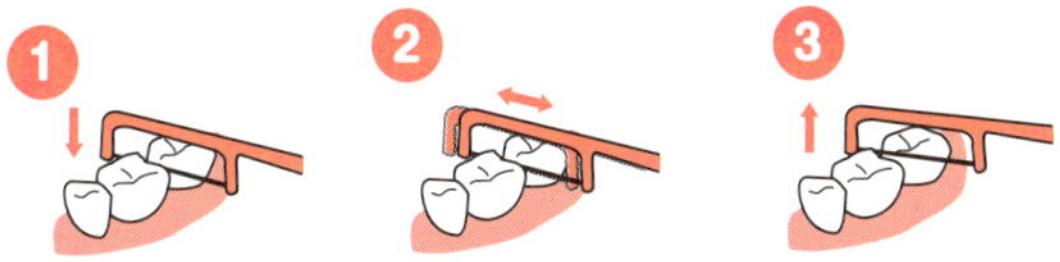

そっと差し入れる。

前後に細かく動かす。

汚れを掻き出すように動かす。

反対側（歯の内側）からも同様に行うとより効果的です。

歯間ブラシにはさまざまなサイズがあり、**歯の隙間に合わせてその太さを選ぶことが大切です。**歯間ブラシが細すぎるとプラークが取れませんし、逆に太すぎると歯茎を痛めてしまいます。どのサイズがいいのかわからない場合は、歯科医院で相談してみてくださいね。

持ち手からブラシまでがストレートになっているI字型と、ブラシの部分が折れているL字型があります。また、ブラシや芯がゴム製のソフトタイプもあるので、初めて歯間ブラシを利用する人や、ワイヤ（針金）タイプが苦手な人、歯の隙間が狭い人などはこちらも試してみてください。

歯間ブラシがオススメなのは、歯周病や加齢によって歯茎が下がり、歯の隙間がある人。**糸状のデンタルフロスよりも根元のプラークを効率的に掻き出せま**

す。

また、連結した人工歯をかぶせている「ブリッジ」は、連結部分の歯に隙間がなく、上からデンタルフロスを挿入することができません。こうしたブリッジの歯茎部分を掃除するのにも、根元から差し込める歯間ブラシが便利です。

一方、隙間がなく、歯間ブラシが通らない人は、無理に使用すると歯茎を痛めますのでデンタルフロスを使用してください。

歯間ブラシの使い方

1

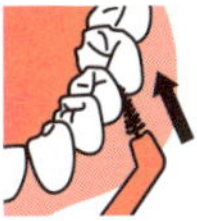

歯ぐきに沿わせて斜めにあてる。

2

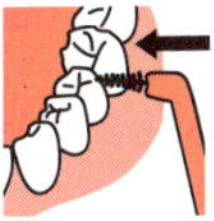

水平にして、歯間部にゆっくり挿入する。

3

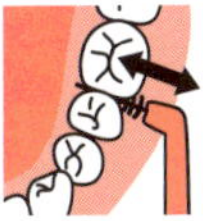

2〜3回往復させる。内側からも同様に行うと効果的！

【ワンタフトブラシ】

ワンタフトブラシとは、ブラシの毛束が小さく1本にまとまった歯ブラシで、通常の歯ブラシのヘッドでは入りにくい奥歯の部分や、歯並びの悪い歯の重なっている部分などをみがくのに大変便利なアイテム。

ブラシの毛束が小さく小回りが利くので、周囲の歯が抜けてしまい、1本だけ独立している歯をみがくときにも役立ちます。

ほかにも、**ブリッジやインプラントの歯肉部分、前歯の裏側など、歯間に限らず細かくみがけるので、**通常のブラッシングのあと、みがき残しをなくす目的で使用するのがオススメです。

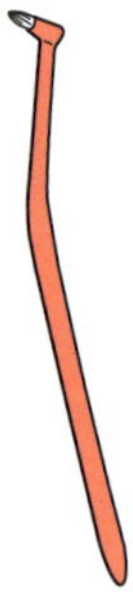

【スポンジブラシ】

スポンジブラシとは、先端がスポンジでできている棒状のブラシです。主に、**高齢になって歯が抜けてしまった方、残っている歯が少ない方、うがいができない方向けです。**

水で湿らせたスポンジ部分で、ほっぺたの内側、唇の内側、歯肉、上あご、舌などに付着した汚れをお口の中の粘膜を傷つけることなく優しく取り除くことができます。

また、お口の中の掃除のほかに、**マッサージや保湿にも便利です。**ドラッグストアなどで購入できますので、取り入れてみてはいかがでしょう。

スポンジブラシの使い方

1

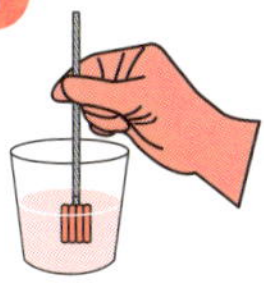

スポンジブラシを水などで湿らせる。

2

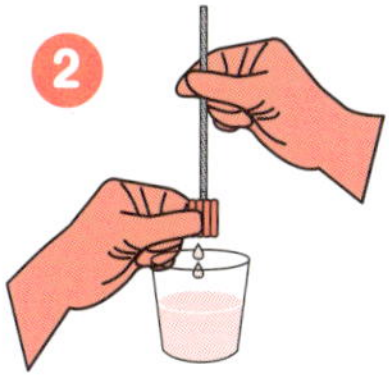

スポンジブラシを固くしぼり、水分をきる。

3

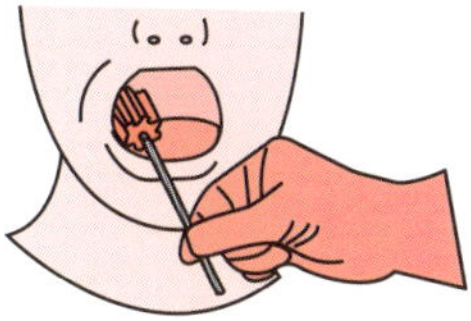

スポンジブラシを回転させ、口腔内の汚れを巻き取るように清拭する。

気持ちよくて健康になれる口腔内マッサージ

唾液は、抗菌作用や食べ物の分解、脱灰した歯の再石灰化を促すなど、健康のための重要な役割を、いろいろと担っています。よく噛むことで唾液の分泌が増え、その量は健康な成人でなんと、**一日に約1〜1・5リットル分泌している**と言われるほど。

しかし、**加齢や顎まわりの筋肉の衰えによって、唾液の分泌をコントロールしている「唾液腺」が萎縮すると、口腔内が乾燥しやすくなっていきます。**

また、ストレスや不規則な生活、糖尿病などの疾患、薬の副作用などが原因で、ドライマウスになることも。

そこで、「なんだか口の中が乾燥しているな」とか、「最近、唾液が出ないな」と感じたときは、次にご紹介する**「唾液腺マッサージ」**をしてみましょう。

顔の付近には、**3つの大きな唾液腺「耳下腺」「顎下腺」「舌下腺」が存在し、**この3カ所の唾液腺をマッサージで刺激することで、分泌も活発になります。

唾液腺マッサージは、**食事の前に行うのがオススメです。**

【唾液腺マッサージ】

耳下腺

耳たぶの前方あたりから頬にかけてある唾液腺。頬の内側から、サラサラとした唾液を分泌します。

マッサージのやり方

人さし指から小指までの4本を頬骨の下あたりに添えて、後ろから前へ、円を描くようにゆっくりと回します。約10～20回。

顎下腺

顎のラインの内側、首へとつながる部分にある唾液腺。サラサラした唾液と、ネバネバした唾液の両方を分泌します。

マッサージの仕方

顎のラインの内側を、耳の下あたりから顎の先に向け、指を揃えて押し上げるようにマッサージします。

上を向いて少し顎を上げると、やりやすくなります。これを10〜20回。

舌下腺

舌の下あたりにある唾液腺。サラサラした唾液も含みますが、主にネバネバした唾液を分泌します。

マッサージの仕方

顎の内側、ちょうど舌の真下くらいの場所を、親指で上方向にグッと押し上げます。約10〜20回。

唾液腺マッサージのやり方

耳下腺

人さし指から小指までの４本を頬骨の下あたりに添えて、後ろから前へ、円を描くようにゆっくりと回す。約10～20回。

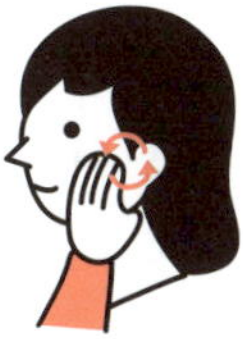

顎下腺

顎のラインの内側を、耳の下あたりから顎の先に向け、指を揃えて押し上げるようにマッサージ。約10～20回。
※上を向いて少し顎を上げると、やりやすくなります。

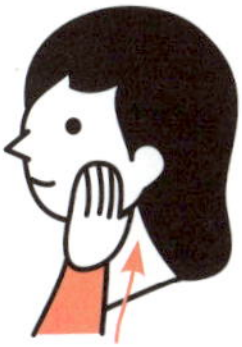

舌下腺

顎の内側、ちょうど舌の真下くらいのところを、親指で上方向にグッと押し上げる。
約10～20回。

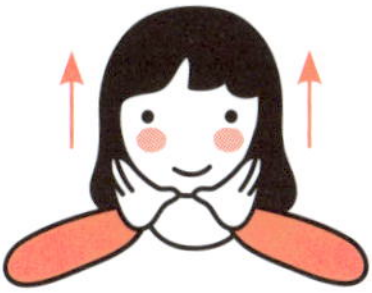

【歯茎マッサージ】

唾液の分泌は、唾液腺マッサージだけでなく、**お口の中をマッサージすることでも促すことができます。**

ここでは歯茎のマッサージ方法を紹介しますが、歯茎の血行をよくすることは、唾液が出やすくなる以外にもメリットが！　**口元のしわが薄れるなど、若返り効果もあるといわれています。**

また、歯周病の予防をはじめ、歯茎の血行が悪くなると歯茎が痩せたり、血色が悪くなったりしますので、こうした症状の予防効果もあるのです。

唾液腺マッサージとあわせて行うことで、より効果が期待できますよ。

マッサージのやり方

歯をみがいたあと、手を洗って指先を清潔にしておいてください。特に、爪に汚れが残っていないよう丁寧に。

人さし指の腹の部分を使って、円を描くように歯茎を押しつつ、前歯から奥歯のほうへと動かしていきます。上の歯茎が終わったら、下の歯茎も同じようにマッサージ。順番はどちらが先でも構いません。

人さし指と親指で歯茎をつかみ、両側からプッシュ。これを前歯から奥歯に向かって行います。奥の歯茎は両手だとやりづらいようであれば、片側ずつ行いましょう。反対側の手の指で歯茎を挟むほうが、やりやすい場合もありますので、工夫してみてください。

最後に、人さし指を口角から頬の内側に引っ掛けて、「イー」という形になるよう横に引っ張ります。

頬の内側を伸ばすようなイメージです。

口の周りの筋肉がストレッチされ、唾液が出てきたらマッサージ完了です！

歯茎マッサージのやり方

1

人さし指の腹の部分を使って、円を描くように歯茎を押しつつ、前歯から奥歯のほうへと動かしていく。上の歯茎が終わったら、下の歯茎も同じようにマッサージ。順番はどちらが先でもOK。

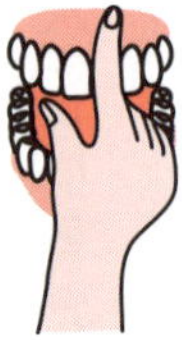

2

人さし指と親指で歯茎をつかみ、両側からプッシュ。これを前歯から奥歯に向かって行います。奥の歯茎は両手だとやりづらいようであれば、片側ずつ行ってもOK。

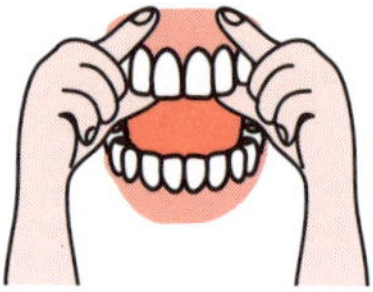

3

最後に、人さし指を口角から頬の内側に引っ掛けて、「イー」という形になるよう横に引っ張る。頬の内側を伸ばすようなイメージ。

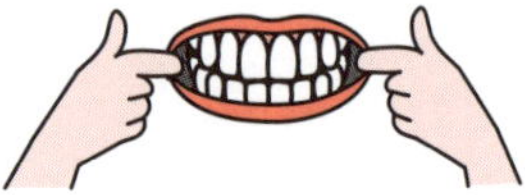

舌トレーニングで嚥下機能アップ&アンチエイジング

自分の歯でよく噛んで食事をすることは、全身の健康に大いに役立ちます。**高齢になると顎や口まわりの筋肉が衰えてくるので、舌やのどの筋肉も衰えてきます。**よって、のどの奥の空間が狭くなることで、いびきや睡眠時無呼吸症候群につながります。

また、**唾液の分泌量の低下や、嚥下機能の低下といったさまざまなトラブルを引き起こし、**思わぬ疾患へとつながる可能性が高くなってしまいます。

そうならないためにも、日ごろから口まわりの筋肉を動かし、しっかりと鍛えていきましょう。

顔が引き締まり、**小顔効果やリフトアップが期待できるかもしれませんね。**

特に、**「舌トレーニング」**はオススメです。

食事の前はもちろん、テレビを観ながらや、入浴でリラックスして温まっているときなど、ちょっとした時間を使って実践してみてください。

トレーニングのやり方

口を閉じて、歯茎の外側に舌を添わせるようにして、大きく円を描きます。

顎の左右の筋肉が、しっかりと動いていることを意識してグルグル回すのがポイントです。これを10回行い、今度は反対回りで10回、合計20回が目安です。


最初のうちは顎の筋肉が疲れて、かなりきついかもしれません。

これはトレーニングが効いている証拠なので、頑張って継続してくださいね。

また、口の内側からほうれい線を押し伸ばすようにして舌を動かしたり、舌を上の口蓋に吸い付けるようにして押し当てたりするのも効果的。

舌のトレーニングのやり方

1

口を閉じて、歯茎の外側に舌を添わせるようにして、大きく円を描く。

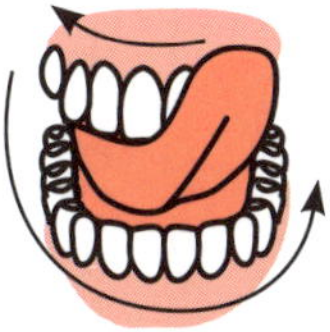

2

顎の左右の筋肉が、しっかりと動いていることを意識してグルグル回すのがポイント。

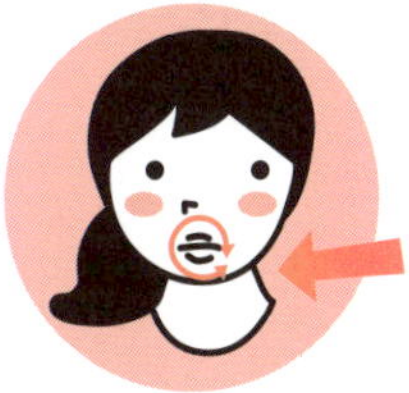

3

これを10回行い、今度は反対回りで10回。合計20回が目安。

口の内側からほうれい線を押し伸ばすようにして舌を動かしたり、舌を上の口蓋に吸い付けるようにして押し当てたりするのも効果的！

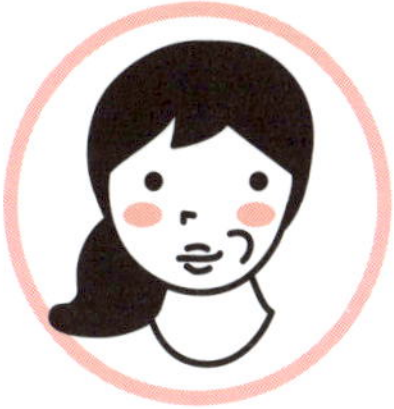

電動歯ブラシと手みがき、どっちがオススメ？

「電動歯ブラシと手みがき、結局、どちらがいいの？」

これは、多くの患者さんからよく聞かれる質問です。

ハッキリどちらかをオススメできればいいのですが、正直なところ、「これなら完璧です！」というものはありません。

私としては、**「両方を上手に使い分ける」**というのが、現在の着地点です。

そもそも、「電動歯ブラシ」には、大きく分けて3つの種類があります。

● 電動ブラシ……電動でブラシ部分が動く歯ブラシ。

●音波ブラシ……音波による振動で、プラークを除去する歯ブラシ。
●超音波ブラシ……超音波による振動で、プラークを除去する歯ブラシ。

まず、電動ブラシですが、これは言葉どおり、ブラシを電動で動かすタイプです。手みがきならば自分でやっていることを、電動で細かく高速でブラシを動かしてくれる、というもの。

ただし、手みがきと比べて電動ブラシのほうがプラークの除去効果が上がるかというと、それほど差はないと思います。

手みがきが面倒くさいと感じる人や、力がなく、歯ブラシを自分で動かすことが得意でない高齢の方には便利なツールです。

音波ブラシは、200～300ヘルツの音波を発生させ、毛先の振動や高速水流によりプラークを除去する歯ブラシです。

歯の表面はツルツルになりますが、歯並びが悪いと、凹凸の部分や歯の裏側に対応しきれないこともあるので、丁寧なブラッシングが必要です。

超音波ブラシは、音波ブラシよりもさらに高い、100〜200万ヘルツの音波を発生させることができます。

歯周ポケットに入り込んだプラークの掻き出しや、細菌のつながりを破壊させることも可能だと言われていて、これらが期待できるのは超音波ブラシだけとなります。

「プラークの除去」に注目するのであれば、やはり、**超音波ブラシがいちばん向いているということになります。**

しかし、これらの電動歯ブラシも万能というわけではありません。

その性能ゆえに、「ちゃんとみがいた気分」になってしまって、歯みがきがおろそかになっていれば、たとえ超音波ブラシでも意味がなくなってしまいます。

また、電動ブラシのヘッドが歯にぶつかるときの感触が嫌で、「恐る恐るしか動かせない」という人もいます。

それであれば、無理をして電動ブラシを使用するよりも、**手みがきで隅々まで細かくブラッシングしたほうが効果的です。**

手みがき用の歯ブラシに関しても、機能性の高い高級な歯ブラシを「もったいないから」と長期間使い続けるよりは、**150円くらいの歯ブラシを頻繁に替えるようにしてください。**

あくまで使い方の一例としてですが、私は、起床後は超音波ブラシ、朝食・昼食後は手みがきで、夜、寝る前の歯みがきは、**「手みがき→デンタルフロス→超音波ブラシ」**というコースです。

超音波ブラシは、**手みがきとデンタルフロスで取り切れなかったプラークの除去、トリートメント効果のある歯みがき粉での仕上げ、マッサージを目的に使用しています。**

みなさんも、それぞれの特徴を理解したうえで、ご自身のスタイルに合ったものを組み合わせてみてくださいね。

ステインの除去は歯みがき粉に頼ると危険です！

コーヒーやお茶、タバコなどによる、歯の黄ばみやくすみ。

こうした着色汚れ「ステイン」を除去し、ホワイトニング効果があるとされる歯みがき粉は、ドラッグストアなどでもたくさん並んでいますね。

歯科医院で行うホワイトニングよりも手軽ですし、毎日の歯みがきで歯が白くなるのですから、ステインに悩んでいる人には大変魅力的かと思いますが、商品によっては歯や歯茎を傷つけてしまうことがあるので注意してください。

特に、**研磨剤によって歯の着色を落とすタイプはあまりオススメできません。**

通常の歯みがき粉にも研磨剤は入っていますが、ホワイトニング用となると、より強い研磨力が必要になるため、研磨剤の含有量が増えることも。

歯の表面の着色と一緒に、エナメル質までも剥がしてしまう危険があります。一時的には白くなるかもしれませんが、歯に微細な傷が残るので、ステインがさらに付着しやすい状態になってしまいます。

また、電動歯ブラシに、研磨剤の多い歯みがき粉という組み合わせもNG！

電動歯ブラシは、手みがきに比べて歯への摩擦回数が多くなります。その分、効率的にプラークを落とせるわけですが、そこに大量の研磨剤が加わると、歯の表面を傷つける可能性が一段と高くなります。せめて、**研磨剤の入っていないジェルタイプを使用するようにしましょう。**

ステインの予防としては、コーヒーやお茶を飲んだあとに、水を飲むだけでも違いますので、まずは日ごろの予防から意識してみてください（タバコは例外です）。

医療機関でのホワイトニングや、セルフホワイトニングについては後述しますが、研磨剤入りの歯みがき粉によるホワイトニングだけは、避けるようにしてもらいたいと思います。

いつものカバンにポン！使い捨て歯ブラシの活用法

ホテルや旅館に宿泊した際、使い捨てのアメニティグッズが置かれていることがあると思います。

よく見かける個包装されたあの歯ブラシ、みなさんはどうしていますか？

「私は自分用の歯ブラシを持っていくので、備え付けの歯ブラシは使いません」という方が意外と多いようですね。

実は私も同じなのですが、チェックアウトの際に、ちゃっかり持って帰ります。

個包装されているので、普段持ち歩くカバンに入れておけば、**不意の宿泊や、外出先での歯みがきに使えるし、しかもそのまま捨てられるので大変便利！**

もちろん、使い捨てではない歯みがきセットを持ち歩くのもいいですが、手軽さという点ではオススメです。

「携帯用の使い捨て歯ブラシ」という点では、ちょっと面白いものもあります。イタリア生まれのデンタルケアグッズで、水と歯みがき粉のいらない「ローリーブラッシュ」という商品です。

これは、小さなブラシがついているローリーブラッシュを口の中に入れて、3~5分、歯の周りを舌で転がすというもの。その後はごみとして簡単に捨てられます。

飛行機や新幹線で長時間移動する際は、便利かもしれませんね。特に機内では席を立つのも周囲に気を使いますし、長時間、洗面所を占領するわけにもいきませんから、席を移動せずにデンタルケアができるのは素晴らしいと思います。

「いつでもどこでも、ちょっとしたときにデンタルケアをする」

この意識は、とても大切。

プラークコントロールは、こうした日々の積み重ねでもあります。

いつまでも美味しく食べるために舌のチェックも！

みなさんは、「ぜったい」という言葉をご存じでしょうか。

漢字で書くと「舌苔」。

その名のとおり、**舌の表面につく「白い苔」のような物質です。**


舌は毎日ターンオーバーを繰り返しているのですが、舌苔は、その剥がれ落ちた細胞や食べカス、細菌などから構成されています。

健康な人にもあるもので、舌全体にうっすらと白くついている分には、特に問題はありません。

ただ、舌苔が厚くなっていたり、黄色くなっていたりするときは注意が必要です。

その要因は、**口腔内の乾燥や唾液の分泌の低下、免疫力の低下、喫煙、消化器系の疾患など**さまざまです。

舌全体が真っ白になるほど舌苔がびっしりとついていると、口臭や味覚障害の原因にもなりますので、**市販されている専用の「舌ブラシ」**でケアするといいでしょう。ちなみに、歯ブラシでは舌を傷つけてしまう恐れがあるので、やはり専用のブラシがオススメです。

やり方は、まず鏡で汚れている舌苔の部分を確認し、舌ブラシを軽く当てたら、奥から手前に向かってゆっくりと引きます。何度も細かく動かすのではなく、1回でスッと引くのがポイント。

嘔吐反射が出そうな場合は、数秒間息を止めながら行ってみてください。

舌ブラシについた汚れはその都度、水で洗い流しながら数回繰り返します。

くれぐれも、1回で汚れを取りきろうとしないでくださいね。

舌苔は、**適度な水分を保持し、舌を保護してくれる役割**も果たしているので、必要以上にブラッシングすると、かえって舌を傷つけてしまいます。舌苔を掃除する際は、一日1回、ブラッシングすれば十分です。

舌には約1万個の味蕾があり、大変繊細でデリケート。味覚のバリエーションを楽しみ、美味しく食事をするためには、定期的に「舌の健康」をチェックするようにしましょう！

舌ブラシの使い方

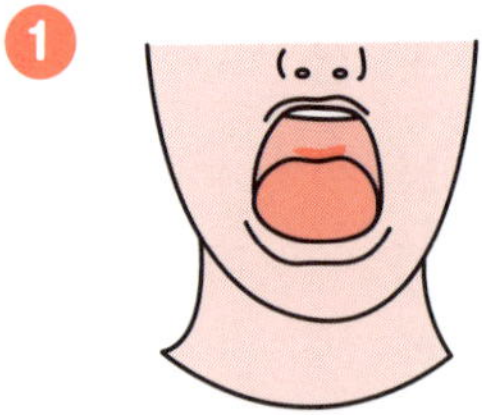

舌を前方に突き出す。

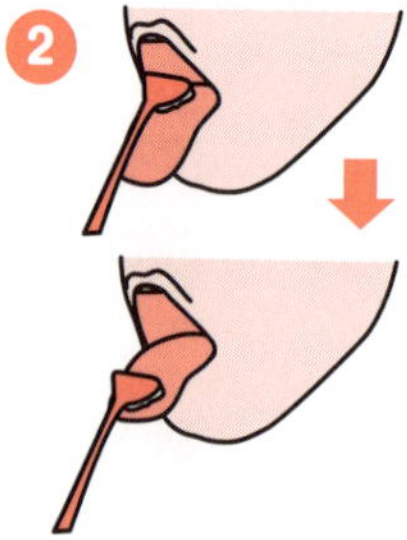

力を抜き、舌表面をなぞるようにブラシを手前に引いてブラッシング。このとき、舌から出血したり、痛いと感じるほどの強い力で行わないこと。

第3章

あなたの歯をなくさせない！いい歯科医師の見つけ方

「なんだかモヤッとする」歯科医院はすぐに替えましょう!

歯科医院に通っている患者さんのなかには、自分に合う歯科医院がなかなか見つからず、もう何軒も歯科医院を回っているという方がいるようです。

みなさんのなかにも、「なんとなく納得できなくて、通うのをやめてしまった」という経験のある方がいるかもしれませんね。

一方で、「自宅（会社）に近いから」「ネットで検索したらトップに出てたから」「歩いていて目についたから」という理由で歯科医院を選んでいる人もいます。

それでも治療に満足しているのならば問題ありませんが、運任せよりも、**多角的な視点で判断したほうが「いい歯科医師」に出会える可能性が高くなります。**

歯の治療は、基本的に一度で終わることはほとんどありません。治療内容に合わせて通っていただくことになります。これは歯科に限りませんが、**患者さんと医師との信頼関係がなければ、ベストな治療は難しくなってしまいます。**

歯科医院は、院長や歯科医師の運営方針によってそれぞれ違うので、患者さん自身が納得できるところを見つけることが大切だと思います。

ある意味、パートナー選びと同じくらい、歯科医院を選ぶことは難しいことなのかもしれませんね。

「なんだかモヤッとする……」

治療を受けていて、そんな漠然とした不満を感じることがあるのなら、その人にとって「いい歯科医師」とは言えないでしょう。コミュニケーションが取れておらず、患者さんからの信頼を得られていないからです。

この「モヤッとする」が2、3回続くようなら、迷わず別の歯科医院を探すことをオススメします。

初診料がもったいないですが、我慢したままの状態で通院を続けても、納得した治療が受けられず、トラブルになってしまうことも。

患者さんのことをちゃんと考えられる歯科医師は、できるだけ患者さんの不安や負担をなくそうとします。そして、正しいデンタルケアについて理解してもらおうと努力しているのです。

すべての治療が終わったあとも、患者さんから「これからも定期健診を含め、一生お世話になります」と言ってもらえるよう、誠意をもって対処します。

いざ歯のトラブルが起きてからでは、いくつもの歯科医院を回ることはなかなかできませんから、まずは歯科検診を受けて確かめてみるのもよいと思います。

歯科検診の費用は内容にもよりますが、**平均して、3000〜4000円程度と考えておいてください。** 心配であれば、事前に問い合わせをしてみましょう。

その際の対応の仕方でも、どんな方針のクリニックかがわかると思います。

セルフケアでは絶対にカバーできない定期健診のメリット

歯のトラブルが起きたときだけ、駆け込み寺のように利用する歯科医院。これは、「予防」という観点から見ると、根本的な解決にはなりませんよね。

歯周病やむし歯予防のためには、**半年に1回はメンテナンスが必要です。**ぜひとも、「かかりつけの歯医者さん」をつくることから始めましょう。

歯科医院でのメンテナンスは、毎日のセルフケアではできない部分を補完することが目的です。

【再発の早期発見】

歯周病は、一度治療を終えても歯周病菌そのものがなくなるわけではなく、お口の中に存在し続けます。プラークが溜まれば再発することも多いのです。

毎日のセルフケアはとても大切ですが、歯周病は初期の場合、自覚症状がありません。この段階で進行をストップさせるには、**歯科医院で検査を行い、正確に状態を見極めることが重要になってきます。**

また歯周病に限らず、専門の知識と技術がある歯科医師だからこそ、口腔内のさまざまなトラブルを早期に発見し、事前に対処することができるのです。

「このくらいなら、まだ大丈夫」という自己判断は危険ですよ。


【ブラッシングのチェックや指導】


たとえ毎日歯みがきをしていても、正しくブラッシングができていなければ予防は難しくなります。

最初のうちは正しいブラッシング方法を意識していても、時間がたつと、つい自己流に戻ってしまいがち。私の場合、定期的にチェックして、直したほうがいい部分があれば、再度指導をさせていただきます。また、その人に合った歯ブラシや歯間ブラシはどのようなタイプかを提案することもありますね。

【リスクコントロール】

口腔環境はもちろん、生活習慣や食生活、患者さんの体質や健康状態、喫煙の有無など、あらゆるリスク因子を複合的に捉え、治療やリスクを低減させるためのアドバイスをさせていただきます。

患者さんのことをよく知っておく必要がありますから、やはり定期的に通っていただくほうが、より有益なアドバイスをすることができると思います。

【定期的なクリーニング】

セルフケアでは取り除けない歯周ポケットのプラークや歯石、ステインなどを除去します。

一生モノの「いい歯科医師」を見つけるためのチェックポイント

では、いい歯科医師と出会い、「かかりつけの歯医者さん」を見つけるためには、何を基準に選べばいいのでしょうか？

重視したい部分は人それぞれ違うと思いますが、やはりいちばん大きいのは、**歯科医師の技術や人柄（相性）**だと思います。

そこにプラスして、**院内で働くスタッフの対応力、設備の充実度や環境**などでしょうか。

こうしたクリニック選びのポイントを、具体的に紹介してみます。

【歯科医師のチェックポイント】

- 初診時の問診や検査に時間を取る。
- 治療計画を事前にちゃんと説明してくれる。
- 治療のメリット・デメリットを説明してくれる。
- 患者さんの質問に答えてくれる。
- 自由診療（保険適用外）の治療については、先に金額の説明がある。
- セルフケアのやり方や、生活習慣についてもアドバイスをする。
- 治療内容によっては、専門性の高い歯科医院を紹介する。セカンドオピニオンを嫌がらない。

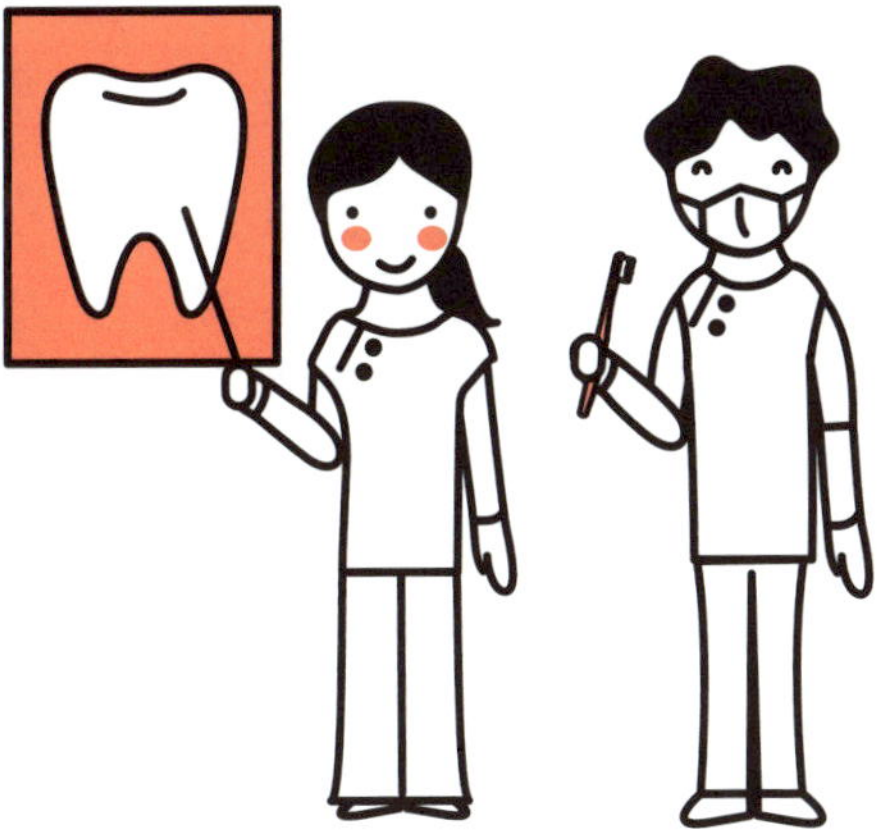

患者さんのことを考えている歯科医師は、基本的にコミュニケーションを大切にします。

初診時には、レントゲン撮影や検査、問診、今後の治療計画の説明などが行われるので、30分から1時間ほどかかります。この時間をしっかりと取ってくれる歯科医師は、患者さんとの信頼関係を大切にしていると思います。

治療計画を説明するのは、患者さんの不安を取り除くためだけでなく、**「なぜこの治療が必要なのか」「どのように治療を進めていくか」「どのくらいの期間や費用がかかるのか」を理解してもらい、最後まで通院してもらうという理由もあるのです。**

そのため、レントゲン写真を一緒に見ながら、できるだけ患者さんにわかりやすい言葉で説明しようとします。

逆に、治療計画を簡単に済ませたり、患者さんからの質問にそっけなく答えたりする医師は、あまり期待できません。

自由診療に関しては、保険適用外の治療のほうが、今後のことを考えるとメリットが大きい場合もあります。

そのようなときも、**「なぜこれをすすめるのか」という理由を説明してもらいましょう。**メリットとデメリットをしっかりと解説してくれるのであれば、納得したうえで判断できますよ。

患者さんの希望や意見を聞かずに、自由診療を行うような歯科医師は大問題です。

また、歯科医師にも精通している分野と、そうでない分野があります。

専門性の高い治療が必要となったときに、**「この治療は、私よりも○○歯科のほうが、いいと思います」と紹介してくれるのは、未熟なのではなく誠意からです。**

ちなみに、歯周病が悪化して高度な治療が必要とされる場合は、**「歯周病専門医」や「歯周病認定医」と書かれた歯科医院を受診することをオススメします。**

日本歯周病学会、日本臨床歯周病学会の基準をクリアした資格を持つ歯科医師が在籍しているので、適切な処置が期待できると思います。

【歯科衛生士やスタッフのチェックポイント】

- 受付や電話応対が丁寧でしっかりしている。
- 腕のいい歯科衛生士がいる。
- スタッフが明るく、挨拶などの教育が行き届いている。
- 身だしなみが清潔できちんとしている。

受付や電話応対については、歯科医院に限ったことではないですよね。**スタッフが自分の仕事について誇りを持ち、しっかりと理解しているかがポイントです。**

治療内容や費用についての問い合わせに、誠意をもって答えられるスタッフがいる歯科医院は、歯科医師や歯科衛生士の意識レベルも高いと思います。

歯科医師や歯科衛生士、スタッフの身だしなみに対する意識は、そのまま感染防止や衛生管理への意識にもつながっています。

【病院内の設備や立地環境】

- 待合室や診察室、トイレが清潔である。
- 設備や医療器具に対する管理がしっかりしている。
- やたらと派手な宣伝をしたり、看板を掲げていない。
- 無理なく通い続けられる場所にある。

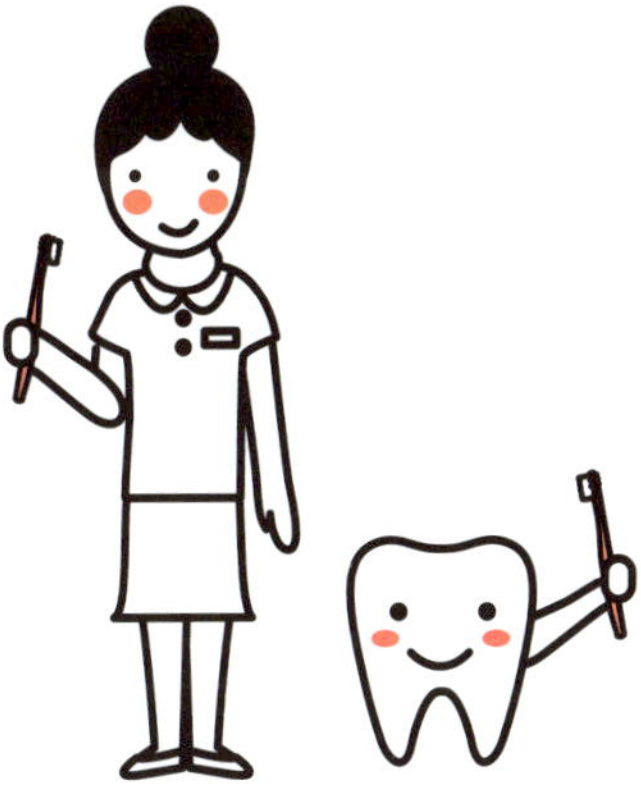

歯科医院の特徴や方針は、こうした部分にも反映されます。

身だしなみと同様、**設備の衛生管理に気を配っていない歯科医院では、清潔かつ安全な治療は望めません。**

また、メンテナンスのため定期的に長く通っている患者さんが多い歯科医院は、それだけ患者さんから信頼されているということなので、必要以上に宣伝費をかけることはしないと思います。

立地については、定期的なメンテナンスのことを考えると、**やはり自宅や勤め先から通いやすい場所がいいでしょう。**

予防歯科の第一歩は、歯のクリーニングから！

歯石は歯周病を引き起こす原因となるため、歯周病治療の一環として、歯科医院ではクリーニングを行っています。

その内容は、保険診療の場合、歯ブラシでは落としきれず歯周ポケットの中に残っているプラークや、プラークが唾液中のカルシウムを取り込んで石灰化した歯石の除去が中心となります。

歯石にまでなってしまうと、セルフケアで落とすことは無理なので、歯周病が進行する前に処置しておきましょう。

保険適用内でのクリーニングならば、**3割負担の患者さんの場合、平均で3000円程度です。**その際、歯周病・むし歯の検査も行わないといけません。ただし、クリーニングだけでは済まなくて、治療が必要な場合は、別途費用が発生します。

基本的なクリーニングの項目は次のとおり。


【スケーリング】

スケーラーという先の細い器具を使って、**歯周ポケットの奥に溜まったプラークや、歯にこびりついた歯石を剥がします。**

手動でカリカリと剥がすハンドスケーラーと、超音波の振動によって分解して剥がす超音波スケーラーがあります。歯石やプラークの状態によって、これらを使い分けています。

歯周病の状態によっては、1回の施術で口腔内の汚れをすべて除去することが難しくなるため、数回の通院が必要になります（費用は別途発生します）。

【ルートプレーニング】

スケーリングのあとに、歯根部分の表面を滑らかに整える、ルートプレーニングを行います。せっかくプラークや歯石を除去しても、表面がでこぼこしていると、再び汚れが溜まってしまうため、それを防ぐことが目的です。

また、ルートプレーニングを施すことによって**歯肉と歯根がくっつきやすくなり、歯周ポケットを浅くする効果も期待できます。**

【歯面プラークの除去・歯面清掃】

歯周病の治療の一環というのが大前提ではありますが、**歯面プラークの除去や、歯面清掃をすることもあります。**これはその度合いにもよりますので、必ず施術されるわけではありません。

希望される場合は、歯科医師に相談してみましょう。

歯科医院では、クリーニングのほかにも噛み合わせの調整や、歯ぎしりの予防なども行います。

一見、歯周病とは無関係に思えるかもしれませんが、実は、歯周病によってグラグラになった歯をかばうために、別の歯に大きな負担がかかっていることも！　こうした負荷を均等にさせるための暫間固定などを行います。

就寝時の歯ぎしりは、歯周病を悪化させるだけでなく、肩こりや片頭痛を引き起こす可能性があります。

対処方法としては、歯型を取ってその人に合ったマウスピースを作成し、睡眠時に装着してもらうことで、歯や顎にかかる負担を軽減させます。

このように、セルフケアだけでなく**歯科医院での定期的なメンテナンス・治療を行うことで、口腔ケアのトラブルを大幅に減らすことができます。**

「クリーニングだけで利用するのって、クリニック側にしたら迷惑じゃないの？」と心配される方もいますが、そんなことはまったくありませんのでご安心を！

私たち歯科医師は、できる限り多くの人に、予防歯科の大切さを伝えたいと思っているのです。

定期的にクリーニングを受けてくださる患者さんがひとりでも増えることは、むしろ嬉しいことですよ！

「もっとキレイな歯になる!」ためにできること

歯科医院でのメンテナンスは、歯周病やむし歯を予防するだけでなく、**美しい歯を維持することにもつながります。**

健康な歯を取り戻すことによって、歯に対する意識が高まり、審美歯科に興味を持つ人も少なくありません。

どんなに年齢を重ねても、輝く笑顔を忘れずにいる方は、異性・同性関係なく周囲から「魅力的な人」として映っているようです。

なかには、「歯をキレイにしたことで、自分に自信がついた!」と、嬉しそうにおっしゃる方もいるほど。

治療ではないので基本的に自由診療になってしまいますが、興味がある方は相談してみてくださいね。信頼関係のできている歯科医師であれば、メリット・デメリットを含めて説明してくれると思います。

【ホワイトニング】

2013年ごろより急激に普及し始めたホワイトニング。

2013年8月に市場調査を行ったところ、ホワイトニングの経験者は約5パーセント程度でした。多くの方は、「歯のホワイトニング」という言葉は知っているものの経験はなく、「痛い」「しみる」などのネガティブなイメージが先行していたようです。

それから数年たち、歯を白くしたい人が増加しました。

その理由は、テレビや雑誌で見る芸能人・モデルの歯の白さ。その美しさに憧れて来院される方も多く、現在では20～30代の女性を中心に、ニーズも一気に増えています。

以前は美意識の高い一部の女性だけが、歯科医院で施術を受けていたホワイトニング。

しかし、「高額」「痛い」などのマイナスイメージもあって、普及するには至りませんでした。現在、歯科医院で行うホワイトニングのほかに、「セルフホワイトニング」という新しいスタイルが登場しました。これにより、ホワイトニングが一層、身近なものになりました。

日々、たくさんの施術が行われており、女性だけでなく男性も増加しているそうです。意識の高いビジネスマンなど、週に1〜2回の頻度で来店される方もいます。

今や白い歯は身近なものであり、気軽に手に入れられるもの。

ほどよく白い歯は、相手に清潔な印象を与えます。いい反応を得られれば、自然に笑顔が増え、自分に自信が持てる——そこからポジティブな人生が始まるのです。

ホワイトニングの前には、歯のクリーニングをオススメします。

これは、ホワイトニングの効果を引き出すためには欠かせません。

歯の表面には、毎日の飲食で積み重なった着色や汚れがこびりついていますから、**それらを事前に処理することによって効果がアップします。**

例えば、いつも同じ湯のみでお茶を飲み、毎回キレイに洗っていても茶渋はつきますよね。歯に起こることも同じです。

クリーニングをするだけで、歯が白くなったと感じる方もいるくらいですから、事前のクリーニングは有効なのです。

●ホワイトニングの施術
歯をキレイにした後、マウスオープナーを装着し、薬剤を塗布して、ホワイトニング用のLEDライトの光を効率よく当てていきます。

歯科医院の場合、薬剤が口の周りにつかないようにフェイシャルシートを付け、歯茎には保護剤を塗布します。これは刺激が強い液剤を使うための対策です。

保護をしてから実際にホワイトニング剤を塗布し、LEDライトの光を照射します。

ホワイトニングは一度で白くなるものではありません。何度か通っていただき、歯本来の白さに戻していきます。

もともと歯のタイプが黄みがかった白さの人、青みがかった白さの人など千差万別なのですから、白くなるまでには個人差があります。すべての方が同じ白さになるわけではありません。これが天然歯の特徴のひとつです。

● ホワイトニング後の色戻り

好んで食べるもの、飲むもの、もちろん歯のタイプによって、ホワイトニング後の色戻りにも個人差があります。一度ホワイトニングをし、白さを手に入れた方の多くは、着色を気にされます。

ホワイトニングの効果は永久ではありませんから、輝きがくすんだだけでも、歯が黄色い、と感じるようです。**ホワイトニングは定期的に、そして継続して行うものなのです。**

●専門スタッフが行う歯科医院で行うホワイトニング

歯科医院で行うホワイトニングは、専用のホワイトニング剤を塗布し、特殊なライトを照射することで歯を漂白します。研磨によるステイン除去とは違い、歯そのものを白くする方法です。

シェードガイドという歯の色の見本を使用して、患者さんと、どのレベルまでホワイトニングを行うかを相談して進めていきます。それによって施術の回数や費用も変わってきます。

ただし、**クラウン（被せ物・さし歯）やブリッジ、インプラントなどの人工歯は白くできません。あくまで天然歯に対するホワイトニングです。**

歯科医院内で歯科衛生士が施術を行う「オフィスホワイトニング」と、自宅で行う「ホームホワイトニング」があり、ホームホワイトニングでは、専用のマウスピースに薬剤を垂らし、一日1回数時間（最近は新しい薬剤もどんどん開発されており、短時間で作用するものもあります）、装着することで歯を白くしていきます。

通院する時間を省略することはできますが、**オフィスホワイトニングに比べて弱い薬剤を使用しますので、ゆっくりと白くしていきます。**

●自分で行うセルフホワイトニング

ちなみに、歯を漂白するのではなく、ステインを除去して歯を白くする、「セルフホワイトニング」という形態のエステサロンも存在します。

これは、お店のスタッフから事前に説明を受け、自分で薬剤を塗布して歯をホワイトニングするというもの。

セルフホワイトニングは医療行為ではないので、歯科医院とは使用する薬剤や機器も異なりますが、**料金も安く、気軽に利用できるという点で、モデルや若い女性たちに人気のようです。**

いずれにせよ、ホワイトニングは健康な歯があってこそ、魅力的に輝くものです。

ホワイトニングを目的に来られた患者さんの歯を診察したところ、歯石がびっしりとついていて、「まずはこちらの治療をしましょう」と提案したこともあります。どんなに歯を白くしても、歯周病やむし歯が進行してしまえば、その魅力は半減してしまうでしょう。

繰り返しになりますが、**日ごろの正しいデンタルケアと組み合わせることで、ホワイトニングの効果を発揮します。**

【歯列矯正】

歯列矯正には、主に「ブラケット（ワイヤ）矯正」と「マウスピース矯正」があります。

いちばんベーシックなのは、ブラケット矯正でしょう。

以前はワイヤが目立ってしまい、それに抵抗のある方も多くいましたが、現在では、セラミック製やプラスチック製などの目立たない素材や、裏側にブラケットを付ける裏矯正という方法もあります。

マウスピース矯正は、患者さんの歯の移動段階に合わせた透明のマウスピースを作成し、それを付け替えていくことで矯正をしていきます。

歯の移動距離が大きい場合は使用が難しいこともありますが、ブラケット矯正に比べて、矯正装置がほとんど目立たないという点で、見た目を気にされる方には向いていると思います。また、金属アレルギーの患者さんにも心配なく治療ができます。

どちらも、まずはカウンセリングを行いますので、ご自身の希望やそれぞれのメリットとデメリット、治療計画などをよく知ることから始めてみてください。

納得のいかないまま始めてしまうと、矯正中止などのトラブルになってしまいます。疑問点や不安な点は、遠慮なく歯科医師に聞いてクリアにしておきましょう。

【予防歯科】

歯周病によるクリーニングは保険診療ですが、自由診療のクリーニングでは、プラーク除去のほかに、**ステイン除去、むし歯予防のためのトリートメントなどを行います。**

一般的には、**「PMTC（プロフェッショナル・メカニカル・トゥース・クリーニング）」**と呼ばれているクリーニングで、基本的な流れは次のとおりです。

●プラーク染め出しと、口腔衛生指導

毎日のブラッシングで、どこに磨き残しがあるかをチェックします。問題点を指摘し、正しいブラッシング方法を指導します。

●クリーニング

プラークを除去し、専用の研磨剤で歯のステインを落としてから、ラバーカップなどの器具を用いて表面をツルツルに仕上げます。柔らかい素材を使用するので、痛みはほとんどありません。

●仕上げ

歯科医院によっては、研磨剤をキレイに洗い流し、むし歯予防のためのフッ素を表面に塗布します。このあとツヤを出すためのトリートメント剤を塗布することもあります。

第4章

デンタルケアをしないとあなたの歯の寿命は短くなる

なんと、日本人の8割が歯周病！

日本人が歯を失う原因として、まず思い浮かぶものは何ですか？

「むし歯」と答える方もいるかもしれませんね。

実は、そのむし歯以上に多いのが、**「歯周病」**です。

しかも驚くことに、**「日本人の約8割が歯周病」というデータも存在します。**

これには歯周病の初期症状レベルの人も含まれていますが、それにしても高い数字だと思いませんか？

ドラッグストアのデンタルケアコーナーには、「歯周病予防」をうたう商品があれほどたくさん並んでいるというのに、どういうことなのでしょう。

その理由は、**歯周病予防の効果が期待できる歯みがき粉や歯ブラシを使用していても、ケアの仕方が間違っていれば、歯周病を防ぐことはできないからです。**しかも、一度歯周病になってしまえば、これらのアイテムで治ることはありません。


また、成人の歯周病は年齢を重ねるにつれて進行するリスクが高まっていくため、**高齢者ほど重症化しやすくなります。**厚生労働省の「平成26年患者調査の概況」によると、歯肉および歯周疾患の総患者数は、前回の調査よりも65万人増えて、331万5000人になったそうです。

男性は約137万3000人、女性は約194万2000人と、女性が上回っていました。

年代別の割合を見ても、

- 20代……約70パーセント
- 30～50代……約80パーセント
- 60代以上……約90パーセント

と、60代以上になるとほとんどの人に歯周病の症状が。これに比例して、重度の歯周病の割合も増えていきます。

歯周病予防はもちろん大切ですが、

「私はずっと、歯周病予防の歯みがき粉を使用しているから大丈夫！」

などと考えてしまうのは危険だということが、お分かりいただけると思います。

初期の段階、いわゆる「歯肉炎」の状態であれば、歯科医院で適切な処置をしていけば治すことも可能です。

歯周病が怖いのは、初期の段階ではむし歯のように歯がしみたり、痛んだりしないので、自分では気がつきにくいという点。

静かに進行し、歯茎が腫れてウミが出るなどの自覚症状があるときは、すでに重症化しているといったパターンが多いのです。ほっておけば、歯を支えている歯槽骨も破壊され、やがて歯が抜け落ちてしまいます。

歯周病菌によって一度溶けてしまった骨を完全に再生させることは難しいので、こうなる前の段階で進行をストップさせることが重要になってきます。

「歯周病は、予防していれば大丈夫」という意識から、**「歯周病を早期発見し、ケアで進行を止める」に意識をチェンジしていきましょう！**

男性と女性、歯の寿命が短いのはどっち!?

日本人の8割がなるとされる歯周病。

なかでも**女性は、男性に比べて歯の寿命が短いと言われています。**

その理由のひとつに、歯周病菌には女性ホルモンを栄養源とするものが存在することも大きく影響しているようです。

女性は生理（月経）や妊娠・出産などにより、**「エストロゲン」**や**「プロゲステロン」といった女性ホルモンの分泌が大きく変動します。**

この女性ホルモンの分泌に連動して歯周病菌が増殖すると、歯周病の進行を早めてしまい、その結果、歯を失う確率も上がっていきます。さらに**プロゲステロ**

ンは炎症反応を増大させることがあるため、少量のプラークにも過剰に反応し、歯肉炎を引き起こしてしまう場合も。

妊娠中は、女性ホルモンが生理のとき以上に大幅に増加しているので、特に注意が必要です。

歯周病が早産のリスクを7・5倍も高め、同時に低体重児出産の可能性をも高めているという報告もあるので、おなかの赤ちゃんのためにも口腔ケアはしっかりしておきたいですね。

では、女性ホルモンの分泌が低減する更年期になれば、歯周病のリスクもなくなるのかというと……そうでもないのです。

というのも、今度は**「更年期障害」**という新たな壁が立ちはだかります。

女性の更年期障害にはさまざまな症状がありますが、**ドライマウスや骨粗しょう症は、歯周病を悪化させるリスク因子のひとつ。**

ドライマウスで唾液が減れば口腔内の細菌が繁殖しやすい環境になりますし、

骨粗しょう症の女性は、歯を支えている歯槽骨の骨密度も低くなっているというデータがあります。

このように、**女性はライフステージによるホルモンバランスの変化が、口腔環境にも影響することが分かっています。**

自分の歯でしっかりと噛み、美味しく食事ができることは、健康面だけでなくアンチエイジングにもつながります。

いつまでも若々しく輝くためにも、美容だけでなくデンタルケアも大切にしてくださいね。

ライフステージごとに注意したい女性の口腔内トラブル

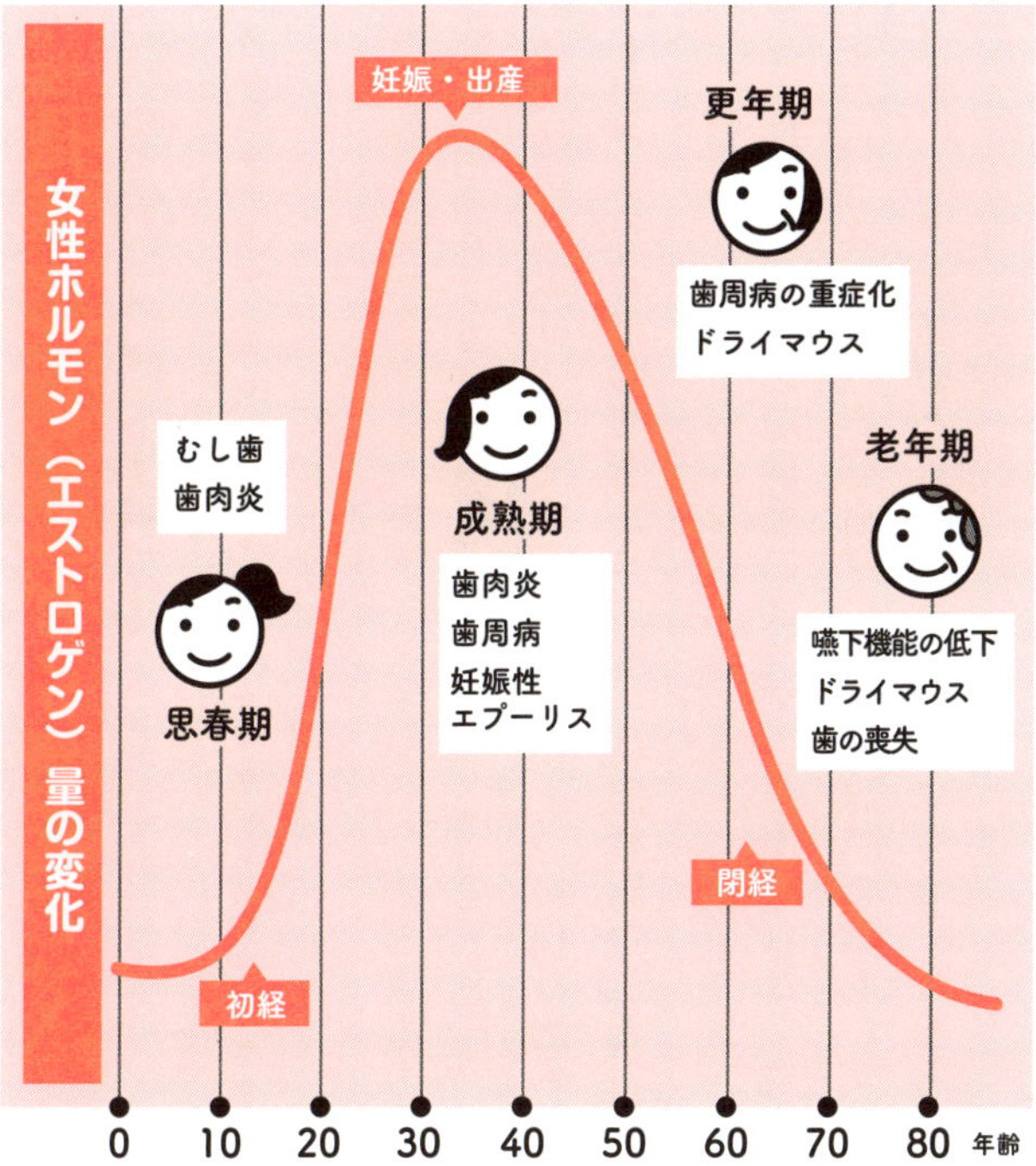

歯周病の「毒素」が引き起こす、病気のスパイラル

歯周病と関係があると考えられている病気は、実はかなり多くあります。

具体的な仕組みやプロセスの解明については現在も研究が進められていますが、**歯周病の悪化により、歯周病菌や炎症によって作り出されたタンパク質・炎症性サイトカインが歯肉の血管から血液中に流れ込む**ことによって、さまざまな影響を引き起こしていると考えられています。

少々雑な表現ですが、**歯周病菌によって作り出された「毒素」が全身へと運ばれるのですから、体に何の影響もないと思うほうが難しいですよね。**

ここでは特に関係が強いと言われている病気をいくつかあげてみましょう。

口の細菌で誤嚥性肺炎が起こるしくみ

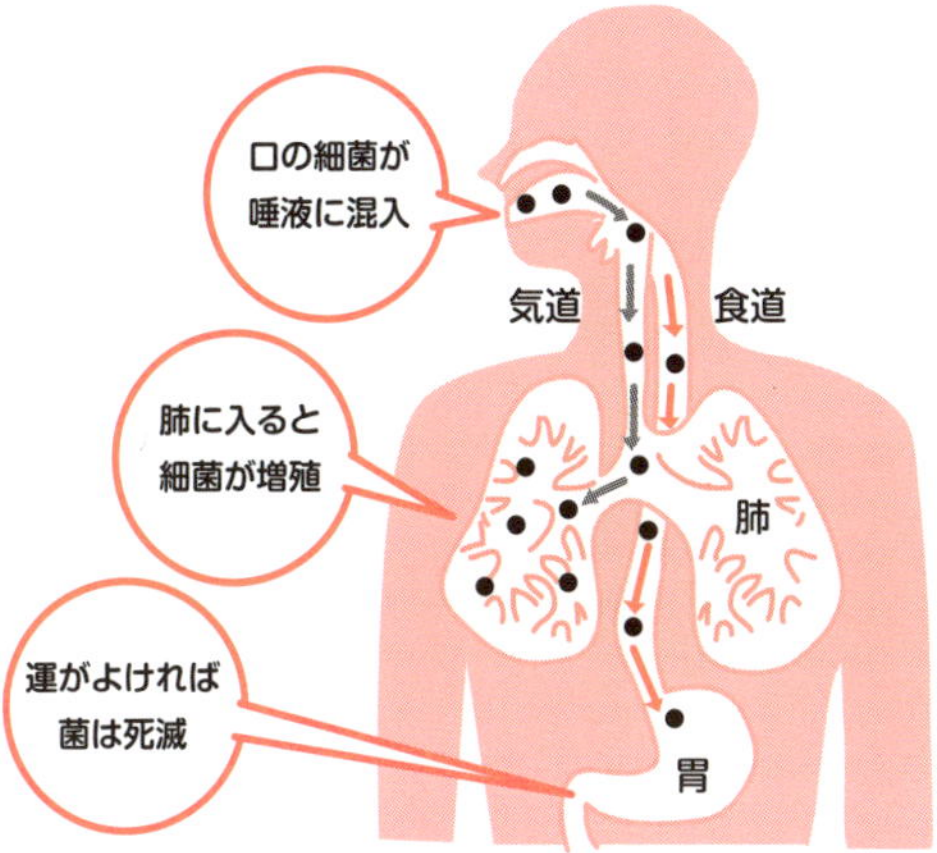
口の細菌が
唾液に混入
気道
食道
肺に入ると
細菌が増殖
肺
運がよければ
菌は死滅
胃

【肺炎】

食べ物や飲み物が食道ではなく気道に入ってしまい、細菌が肺で繁殖してしまう**「誤嚥《ごえん》性《せい》肺炎」**。近ごろ話題になっていますね。

嚥下機能が低下している高齢者は特に注意が必要とされていますが、こうした食事中の誤嚥だけでなく、**唾液を誤嚥するだけでも肺炎になる場合があります。**

口腔内の歯周病菌が唾液とともに呼吸器に流れ込むことで、肺で感染を引き起こし、肺炎となってしまうのです。

日本人の死亡原因の3位である肺炎は、70歳以上だと誤嚥が原因となっている場合が70パーセントを占めています。

高齢になり、自らの健康管理が難しくなってから対処するよりも、今から歯周病ケアをしておくことで、リスクを減らしていきましょう。

【アルツハイマー病】

アルツハイマー病は、記憶や学習に関わる海馬の神経細胞が徐々に壊死するために、脳の機能が失われる認知症（アルツハイマー型認知症）のこと。2025年には、65歳以上の5人に1人が認知症になると推計されています。

現在、認知症の原因となる病気の約6割がアルツハイマー病とみられています（平成27年、東京都福祉保健局高齢社会対策部在宅支援課認知症支援係発行「知って安心認知症」より）。**アルツハイマー病を悪化させる原因のひとつが「歯周病菌が産生する酪《らく》**

酸《さん》」だという研究が、日本大学歯学部の落合邦康特任教授（口腔細菌学）らの研究チームによって初めて発表されました。歯周病とアルツハイマー病の関連性を動物の体内で検証した研究は国内で初です。

落合特任教授によれば、歯周病患者の歯周ポケットからは、健常人の10～20倍もの酪酸が検出されたそうです。

この酪酸が細胞内に取り込まれると、鉄分子、過酸化水素などが過剰につくられ、酸化ストレスによって細胞を破壊し、記憶を司る海馬の機能を低下させ、アルツハイマー病を進行させている可能性があるとのこと。

歯周病巣の酪酸が長期間にわたって脳内に取り込まれることは、アルツハイマー病を引き起こす一因になるので、「早めに歯の治療をすべきだ」と指摘しています。

つまり、**歯周病を予防ないし治療することは、アルツハイマー病の進行を遅らせることができるとも考えられます。**

【糖尿病】

糖尿病にはⅠ型糖尿病とⅡ型糖尿病があり、ストレスや運動不足、肥満、過食といった生活習慣と関連するのが、Ⅱ型糖尿病。そしてこのⅡ型糖尿病が、全体の95パーセントを占めています。

糖尿病は目（網膜）や腎臓、末梢血管などにさまざまな合併症を引き起こしますが、歯周病もこの合併症のひとつに含まれているのです。

糖尿病によって免疫細胞の働きが落ちるので歯周病になりやすく、治療しても治りにくいことがわかっています。また、歯周病によって発生した炎症性サイトカインのなかには、**インスリンの効きを阻害するインスリン抵抗性のもの**もあり、糖尿病治療に欠かすことのできない**血糖値コントロールを難しくしてしまいます。**

これでは、お互いが治療に対して足を引っ張り合っている状態です。

歯周病が原因で糖尿病になるわけではありませんが、**糖尿病の方が歯周病治療をしっかりと行うことで、血糖値の改善が見られることは事実。**

もし糖尿病と診断されたときは、同時に歯周病ケアを心がけてください。

【心臓病】

心臓に血液を送り込む血管がふさがったり、狭くなってしまったりすることで血液が供給されなくなり、最悪の場合は死に至る心筋梗塞や狭心症。

これは、動脈が硬くなる「動脈硬化」によるものですが、この動脈硬化を引き起こす因子のひとつに、歯周病があります。

歯周病の炎症によってつくり出された炎症性サイトカインが、心臓血管系の異常を引き起こすのでは、と考えられています。実際、重度の歯周病の方は、そうでない人に比べて脳梗塞を含む循環器系の病気の発生率が1・5～2・8倍も高いという研究結果もあります。

【関節リウマチ】

関節リウマチとは、関節部分が炎症し痛みを生じる病気です。進行すると関節の脱臼や変形を生じることもあります。30～50代の女性に発症することが多く、長年悩んでいる方も多いのではないでしょうか。

この関節リウマチに関しても、**炎症性サイトカインによって悪化する可能性**が指摘されています。**なかなか関節の痛みが取れなかった方が、歯周病の治療をしたところ改善が見られた事例もあります。**

いかがでしょう。

どの病気も、いまだ多くの人を悩ませているものばかりですね。

ここで記載した病気以外にも、**ED（勃起不全）やメタボリックシンドロームとの関連性が研究されるなど、注目されている点は多岐にわたります。**

また、**胃潰瘍を起こすピロリ菌に感染している人は、唾液やプラークにもピロリ菌が一定期間、すみつくことがわかっています。**胃のピロリ菌だけ除菌しても、再発することがあります。

歯周病はもはや、お口の中だけで済む病気ではありません。

「がんのように致命的な病気じゃないから」「特に体に不調を感じないから」と放置しておくと、全身のさまざまな疾患に悪影響を与えてしまうおそれがあるのです。

歯周病を悪化させる、3つの要因

歯周病になりやすい人や進行の度合いは、人によって異なります。

極端に言うと、デンタルケアをしっかりしていなくても平気な人もいれば、日ごろからケアを心がけているにもかかわらず、歯周病が悪化してしまう人もいます。これは、歯周病になりやすいかどうかや、進行の度合いについては、いくつものリスク因子が絡み合っているから。

そのカテゴリーは大きく3つに分類できます。

【1】細菌

人の口腔内には、**400〜500種類もの歯周病菌が存在しています。**

この菌の数が多ければ多いほど、歯周病へのリスクが高まる可能性があると考えられています。

また、なかには非常に悪性度の高い歯周病菌もいて、こうした細菌の種類が多く存在する人ほど、進行の度合いが早まってしまう危険があります。

【2】宿主の体質

糖尿病の患者は歯周病が悪化しやすい例を見てきたように、**その人の健康状態や免疫力、先天的な遺伝的要素、女性ならば女性ホルモンの変化などもここに含まれます。**歯や唾液の性質も人によって千差万別です。

また、加齢によって体質は変化していくので、若いころには問題のなかったことでも年齢を重ねるごとに顕在化していく場合もあります。

「私はこれまで、大病をしたことがない」という人も、油断は禁物です。

【3】環境

「ストレスが多い」「運動しない」「食生活が不規則」「睡眠時間が少ない」といった生活環境が及ぼす影響は、非常に大きいと考えられています。

特に、歯周病を悪化させるリスク因子となるのが「喫煙」。

タバコの害は歯周病だけではありませんが、喫煙者の歯周病が悪化するリスクは、タバコを吸わない人に比較すると、男性で約3倍、女性で約2倍です。

これは、タバコに含まれるタールが歯に付着することで、プラークがつき

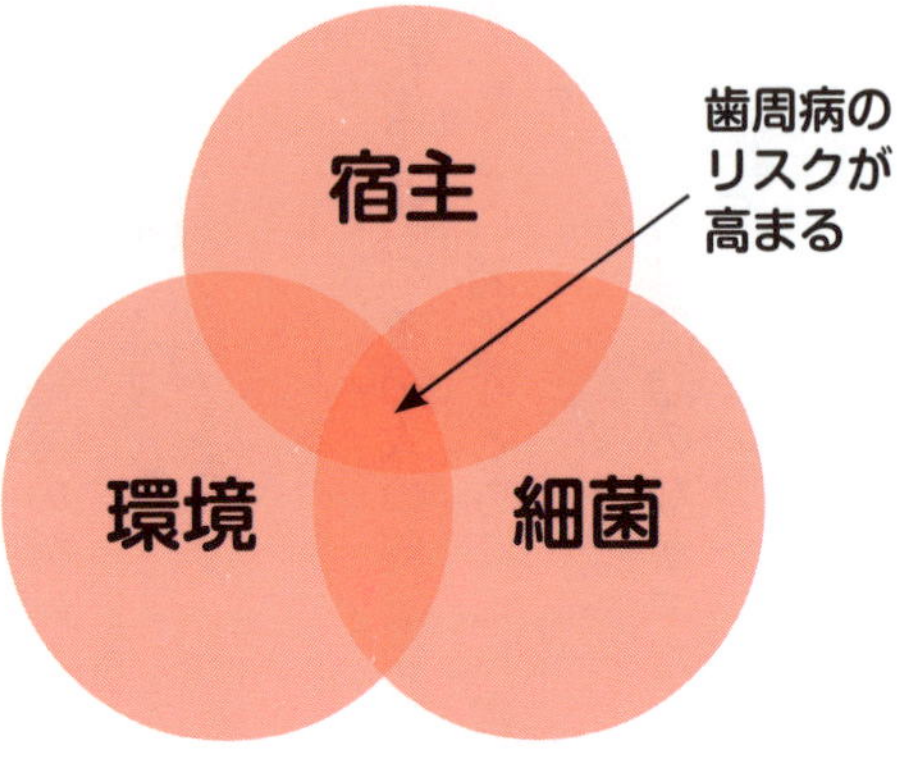

やすくなることや、ニコチンが血管を収縮させ、酸素や栄養分の供給が不十分だったり、免疫機能の低下を引き起こすことで歯周病菌の繁殖を促し、病原性を高めることが主な要因とされています。

この3つのリスク因子が重なる部分が多い人ほど、歯周病が悪化する危険度も増していきます。

ちなみに、むし歯の原因となる「ミュータンス菌」は、歯周病菌とは種類が異なりますが、むし歯になりやすい人・悪化しやすい人に対しても、同じように3つのリスク因子が関係しています。

口腔内トラブルになりやすい、3つの習慣

歯周病やむし歯といったトラブルは、「細菌／体質／環境」の3つが影響していますが、実際にどのくらいリスクが高いのかを自分で判断するのは、難しいですよね？

歯科医院によっては、**唾液検査で「唾液の量」「ミュータンス菌の数」「唾液の中和力」などを調べることができます。**自分の口腔内の状態を知り、自分に合ったケアができるので、機会があれば試してみてはいかがでしょうか。しかし、それによって「なんの心配もないですよ」ということは、正直、あまりありませんが……。

だからこそ、日常生活においてトラブルになりやすい行為を減らしていく必要があるのです。次にあげる項目に思い当たる人は注意してください。

- 間食が多い
- 常に飴やタブレット菓子などを口にしている
- ポカン口をしてしまう（気がつくと口で呼吸している）

仕事でデスクワークの時間が長い人や、忙しくて食事の時間をゆっくり取れない人は、手軽な間食でおなかを満たしてしまいがち。ダイエットのために食事を抜いて、口寂しさからつい、飴やタブレットのお菓子、チョコレートなどを頻繁に口にしたりしていませんか？

口腔内は、普段は唾液によって弱アルカリ性に保たれていますが、食事をすると、わずか数分で細菌がプラークの糖質をエサにして酸を出し始めます。

食事のたびに繰り返す脱灰⇔再石灰化のしくみ

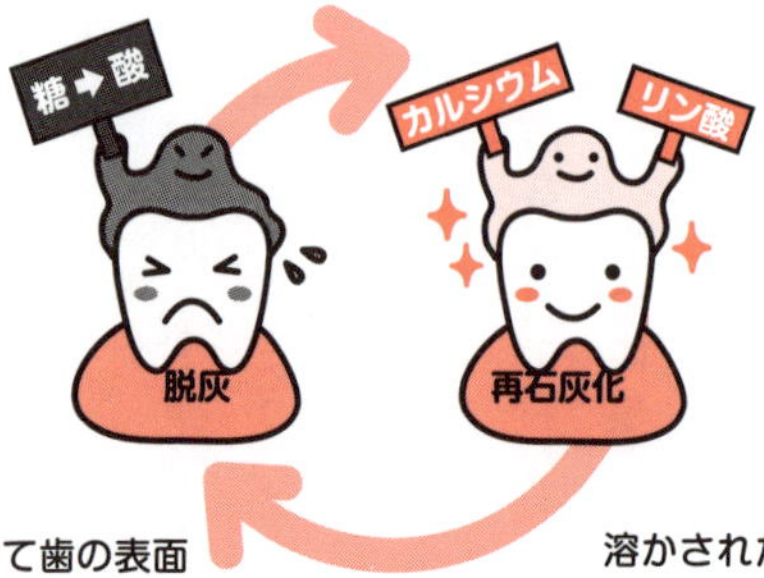

酸によって歯の表面からミネラル成分が溶ける。

溶かされたミネラル成分がだ液によって元にもどる。

この酸によって歯の成分であるカルシウムやリンが溶けてしまうことを「脱灰」と呼びます。その後、唾液の作用で弱アルカリ性に戻ると、今度はカルシウムやリンが付着し、**歯の再石灰化が起こります。**

つまり、**食事のたびに「脱灰→再石灰化」を繰り返しているのです。**

では、細菌の大好物である糖質を頻繁に口にしていたらどうなるでしょう？

もうお分かりですよね。

酸性の状態が長くなってしまい脱灰が連続することで、歯を修復する時間が少なくなり、むし歯のリスクが高まってしまいます。

ポカン口や口呼吸がよくないのは、口腔内が乾燥すると、唾液の分泌が減るからです。

食後に再石灰化しづらくなるのはもちろん、唾液による抗菌作用が弱まり、さまざまな細菌が繁殖することにつながります。わかりやすく言えば**口臭や歯周病、むし歯に影響しますが、さらには歯並びの悪さ、風邪のひきやすさ、睡眠時無呼吸症候群になりやすいなどの原因にもなります。**

その症状、危険な「ドライマウス」かもしれません

- お口を閉じていても唾液が出てこない。
- お口の中がネバネバしている。
- 食べ物がうまくのみ込めない。
- お口の中が乾燥して、喉が渇く。

こうした症状に該当する人は、**「ドライマウス」**の可能性があります。

ドライマウスになる原因としては、**加齢やストレス、咀嚼機能の低下、服用している薬の副作用、糖尿病などの疾患と、さまざまなものが考えられるので、対処法もひとつではありません。**

ただ、放置してしまうことは危険です。

これまでに説明したとおり、**唾液の分泌が減ることで、口腔内が細菌の温床となってしまうからです。**

根本的な解決にはなりませんが、「お口の中が渇いている」と感じたら、**水を飲んだり、舌やお口を動かしたり、唾液腺マッサージ（51〜53ページ参照）をするなどしてみましょう。**

ガムを噛むことでも唾液は出ますが、砂糖が入っているものは口腔内を酸性にしてしまうので、ほどほどにしてくださいね。

重度のドライマウスになると、舌がひび割れて痛みを感じる、食べ物の味がしなくなるといった深刻な症状も出てきます。

そうなる前に、歯科医院で相談してみてください。

人工唾液やジェル、就寝時に使用する乾燥防止のマウスピースなど、対症療法を行うことで症状を緩和することは可能です。

赤ちゃんのお口の中にむし歯菌はゼロ！

「赤ちゃんに食事をさせるとき、大人が噛み砕いて柔らかくしたものを与えると、その人が持っている、むし歯菌もあげることになる？」

「YES」か「NO」で答えるならば、「YES」。

もっと厳密に言えば、口移しだけでなく、大人が使用したスプーンやお箸などからでも感染する可能性が……。

確かに、**生まれたばかりの赤ちゃんには、むし歯菌はゼロ。**乳幼児は口腔内の菌のバランスもまだ定着していないので、不安定な時期にこれらの菌に感染するのはあまり好ましくありません。2歳まではできるだけむし歯菌を感染させない

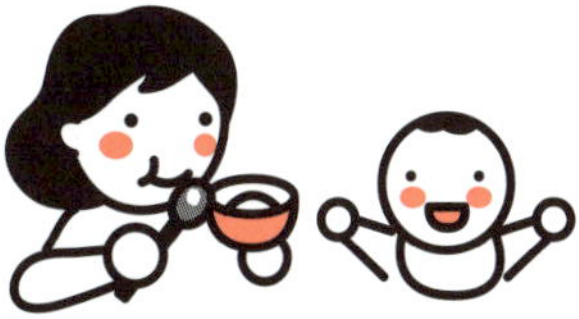

口移しはむし歯菌を
あげることに……

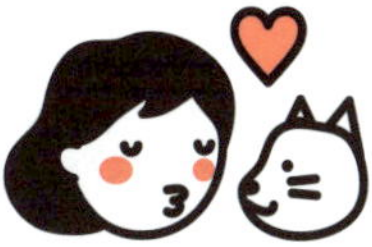

かわいいペットでも
キスは避けて!!

ようにしましょう。**むし歯の感染時期が遅いほど、その後の予防が楽になります。**デンタルケアの習慣を小さいころからしっかりと教えてあげるほうが、子どもの将来の口腔内環境には役立つと思います。

また、感染ルートは人から人へ、とは限りません。

実は**犬や猫などのペットから歯周病菌がうつる可能性もあるのです。**

最近では、デンタルケアに熱心な飼い主も増えていると思いますが、犬や猫にも歯周病があります。

しかも驚くことに、**人間の持つ歯周病菌と同じ歯周病菌が犬から発見されたと**いうデータも！

人間の食べているものをひと口大に噛みちぎって犬や猫にあげたり、犬が人の口をペロペロ舐めたりする行為は、お互いの歯周病菌をうつし合っているかもしれません。

ペットたちは歯周病が悪化しても自分で痛みを訴えることができませんから、日ごろからこまめにチェックしてあげるようにしてくださいね。

「おはよう」のキスが危険な理由

「あなたはキスをしてもいい資格を持っていますか？」

これは、歯科医療に関するインターネットサイトや、歯科医院に置かれているパンフレットなどでよく見かける言葉です。思わずドキッとしてしまいますよね。

キスで感染するのは、**歯周病菌やむし歯菌以外に、ヘルペスウイルス（口腔内炎）などの細菌、さらに風邪のウイルスも該当します。**

とはいえ、「キスはＮＧ！」なんて言いたいわけじゃないですよ。

キスで大切な人を悲しませる結果にならないよう、堂々とキスができるよう、口腔内環境をしっかりケアしましょうね、ということなのです。

ただ、朝起きてすぐのキスだけは、あまりオススメできません……。**就寝時は唾液の分泌が低下するため、寝る前にどんなに丁寧にデンタルケアをしていても、口腔内細菌は増殖しています。**

朝の口臭やネバつきは、こうした細菌の仕業。

その細菌だらけの口でキスをするのは、愛する人へのマナー違反かもしれませんよ。

本当は1、2分でいいので軽く歯みがきをするのがベストですが、それが難しければ、せめてうがいをして、口をよくゆすいでからにしましょう。

市販の洗口剤だけでは歯周病・むし歯対策になりません

歯周病・むし歯対策に効果的とうたわれている洗口剤（マウスウォッシュ）ですが、**市販されている商品の多くは、歯科医院で使用している製品とは成分が違います。**有効とされている成分は、薬事法によって使用することができないからです。

爽快感や気分転換を目的として使う分には問題ないと思いますが、実際に洗口剤だけで歯周病菌やむし歯菌を殺菌・予防できるかというと、やや疑問が残る点もあります。

もちろん、メーカー側も殺菌効果を検証されていると思うので、多少は効果が

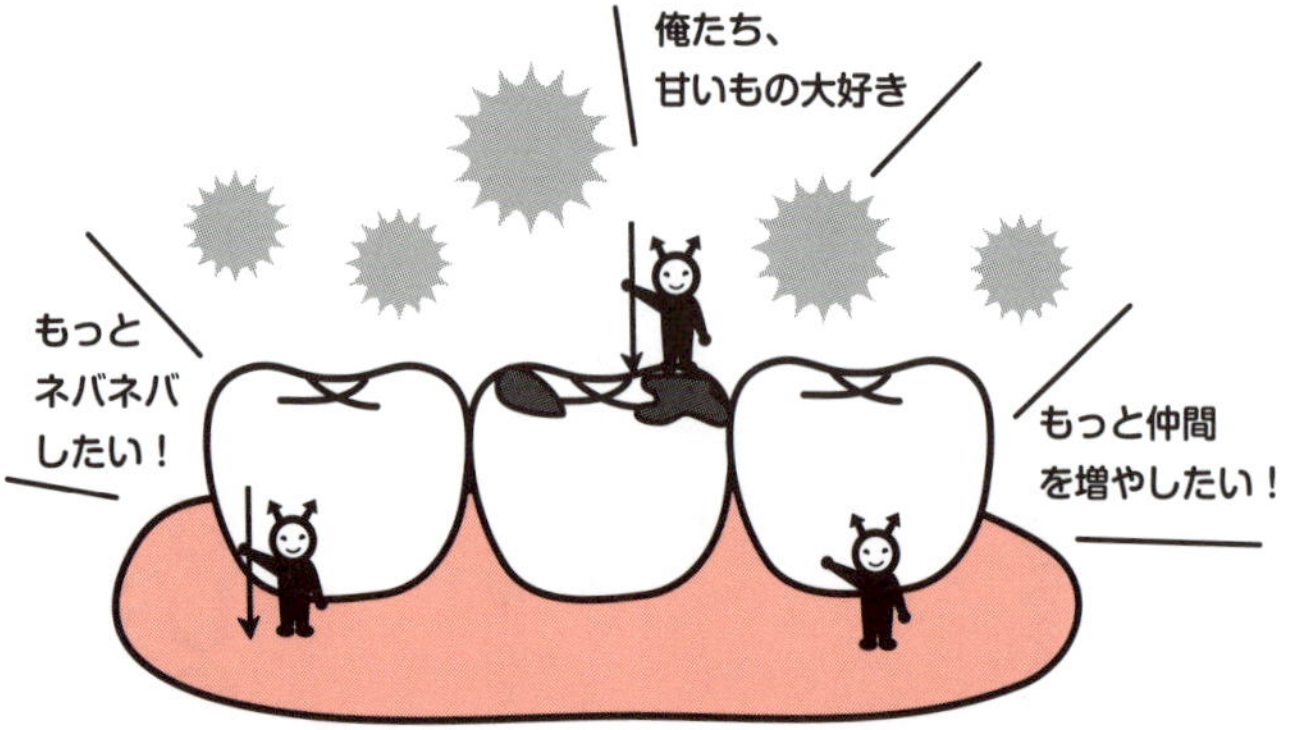

あるのかもしれませんが……。

歯周病やむし歯予防という観点からすれば、**プラークを除去することが大切です。**

このプラークは、バイオフィルムというネバネバした膜を形成するので、洗口剤ではキレイに洗い流すことができないと思います。

たとえば、納豆を食べたあとの食器のネバネバは、水でどんなに洗い流しても取れませんよね？　そこで食器用スポンジを使ってキレイにするのと一緒です。しかも、歯周病によってできてしまった歯周ポケットの中には届きません。

洗口剤は、あくまでデンタルケアの補完アイテムと考えてください。

歯みがきの代わりに洗口剤で何分間も口をゆすぐくらいなら、歯ブラシでササッとみがいてしまうほうが、歯周病やむし歯の予防になります。

「歯が抜けたらインプラントにすれば安心」は、間違いです！

失ってしまった天然歯の代わりに、顎の骨に土台を埋め込んで人工の歯を取り付ける治療法**「インプラント」**。

ジルコニアやチタン製の人工歯根を顎の骨に定着させるので、**自分の歯のようにしっかり噛めることや、ブリッジのように抜けた両側の健康な歯を削る必要がないなど、さまざまなメリットがあることは事実です。**

ただし、「最悪、自分の歯を失ってもインプラントがあるから大丈夫」という考え方はNG！

インプラントでも、ケアを怠れば**歯周病（インプラント周囲炎）**になります。人

インプラントでもケアを怠れば歯周病に！

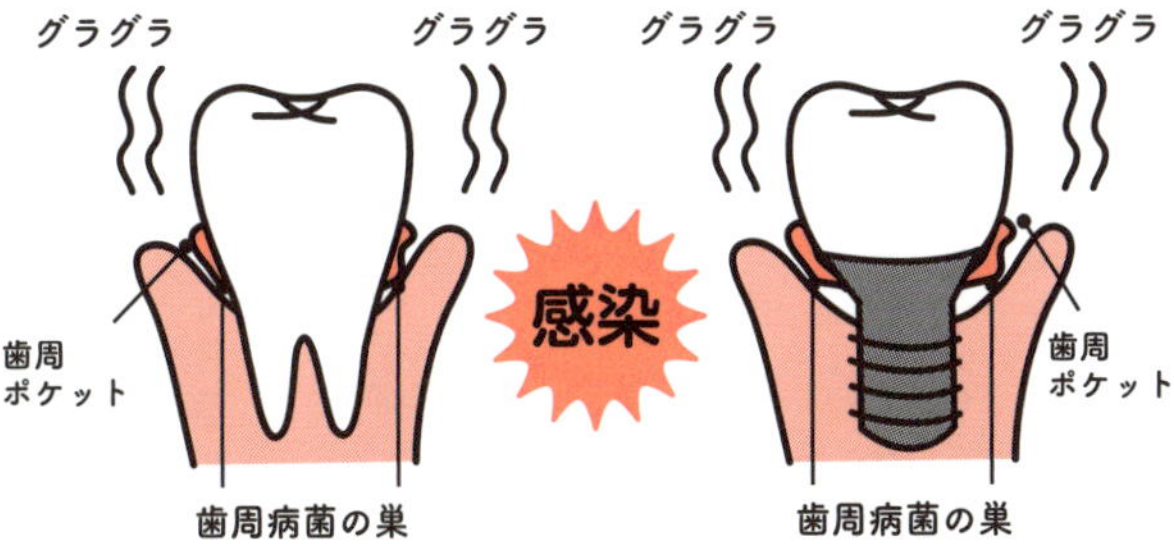

工歯自体が歯周病やむし歯になることはありませんが、インプラント周辺にプラークが溜まっていれば、人工歯根を支えている骨が溶けてしまい、**悪化すれば天然歯と同じように抜けてしまうのです。**

かぶせものにしても、セラミックやハイブリッドセラミック、ポーセレン（陶材）など、歯科医療は日々進化していますが、天然歯に勝るものはありません。

まずは今ある自分の歯をできる限り長く残していけるよう、**デンタルケア**

をしっかり行うことが大切です。

それでも、どうしても抜歯が必要となった場合、選択肢のひとつとしてインプラントがあるのです。

インプラントは外科手術が必要ですし、保険診療の適用外になるので、歯科医師と相談し、メリットとデメリットを十分に理解して判断するようにしてください。

正しいデンタルケアはがんの予防や治療に役立ちます

日本人の死因・第1位となっている「がん」。

その発生機序についてはさまざまな研究がなされていますが、がんの種類によっては、**歯周病やむし歯などの口内細菌がリスク因子のひとつになっているのでは、という説もあります。**

2008年に専門誌に掲載されたドミニク・ミショー氏の報告によると、歯周病歴のある男性の、がんとなる可能性は、全体的に14パーセントも高いことが判明したそうです。「喫煙やそのほかのリスク因子を考慮したうえでも、歯周病は肺や腎臓、すい臓、血液における、がんのリスク増大と関連性があった」と発表しました。

また、日本国内の調査でも、頭頸部がんや食道がんにおいて、歯をまったくみがかない人は一日に2回以上歯をみがく人に比べ、その危険性は2・5倍とされています。

口腔内に存在する細菌の中には、**発がん物質のアセトアルデヒドを作り出すものも存在し、この口腔内アセトアルデヒドと上部消化管がんは、関連性があるとされています。**こうしたことから、**歯みがきは、がん予防の観点からも有効と言えるでしょう。**


さらに、がんの治療においてもデンタルケアは重要な役割を果たします。

抗がん剤や放射線治療の副作用のひとつとして、唾液の分泌が減りお口の中が渇いてしまう**「口腔乾燥症」**があります。

ただでさえ抗がん剤で抵抗力が落ちている可能性が高いのに、唾液の抗菌・浄化作用まで弱まるとなると、細菌が繁殖して感染症を引き起こしかねません。

ほかにも、骨転移したがんに使用する薬には、顎の骨を溶かしてしまう「顎骨壊死」という副作用を生じるものもあり、その確率は1～2パーセントと低いものの、**口腔内環境の悪い状態であれば、やはりリスクは高まります。**

こうした口腔環境の悪化は、がん治療が始まり、副作用が出てからでは対処もしづらいため、**あらかじめ歯周病やむし歯、そのほかのトラブルがないかをチェックし、がん治療の担当医師と歯科医師が連携しながら、口腔ケアをすることが重要になってきます。**

治療の副作用である「口内炎」に悩む方が多くいます。口腔内の痛みで食事が満足に取れなくなると、がんと闘うための肝心な体力も奪われていきますよね。日ごろのデンタルケアで口腔環境をキレイに整えておけば、万が一の場合でも、がん治療に専念できますし、歯科治療のために、がん治療の開始が遅れてしまうという心配もなくなると思います。

歯の印象が悪いと、婚活や面接、ビジネスでうまくいかない

かなりショッキングなタイトルですね。

「いくらなんでも、そんなことはない！」と思うかもしれません。

あなたは、異性の歯を気にしたことがありますか？

- YES……77パーセント
- NO……23パーセント

これは、リサーチ会社が行った調査で、男性117人、女性144人からの回答結果です。

さらに詳しい調査では、同一人物の「白い歯で笑う写真」と、「黄ばんだ歯で笑う写真」を提示して、「何歳に見えるか？」と質問したところ、歯が黄ばんでいるだけで、女性の写真では「2・7歳」、男性の写真では「3・1歳」も老けて見られることがわかりました。

また、人事採用の担当者へのアンケートでは、採用への前向きな回答をした割合が、白い歯で笑う写真で92・9パーセントなのに対し、黄ばんだ歯で笑う写真では7・1パーセントと、ひと桁になっています。

歯の色だけでこれほど差が出るのですから、**口臭や歯周病によって歯と歯のあいだに隙間ができていたり、歯並びがガタガタになっていたりすれば、よりその差は顕著になると思います。**

実は、こうした歯に対する印象の評価は、**日本より欧米のほうがもっとシビア。**

ハリウッド俳優はもちろん、政治家からビジネスマンに至るまで、ニコッと笑ったときの歯の美しさ、みなさんもすぐに思い浮かびませんか?

アメリカでは、歯並びに対する美意識がとても高く、小さいころに歯列矯正をしてしまう家庭が多いです。

子どもでも普通にデンタルフロスを使用しますし、親からデンタルケアの重要性を常々教えられています。

欧米では、大人になって歯並びや歯の色が悪い人は、「自己管理ができない人」や「もしかして、子どものころに歯列矯正をするお金がなかったのかな?」という印象を持たれてしまうことすらあるのです。

もし海外のビジネスマンを相手に仕事をするのならば、こうしたカルチャーも知っておいたほうが、商談成功のためには有利かもしれません。

歯の色で印象はここまで変わる！

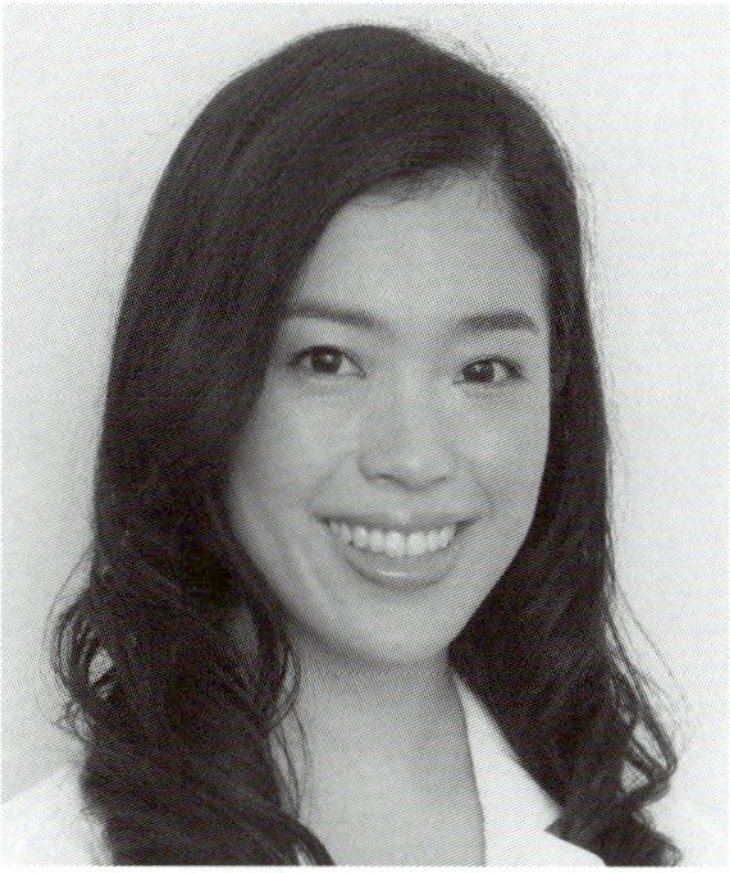

歯科医師
西原郁子 31歳
修正ナシの天然歯です！

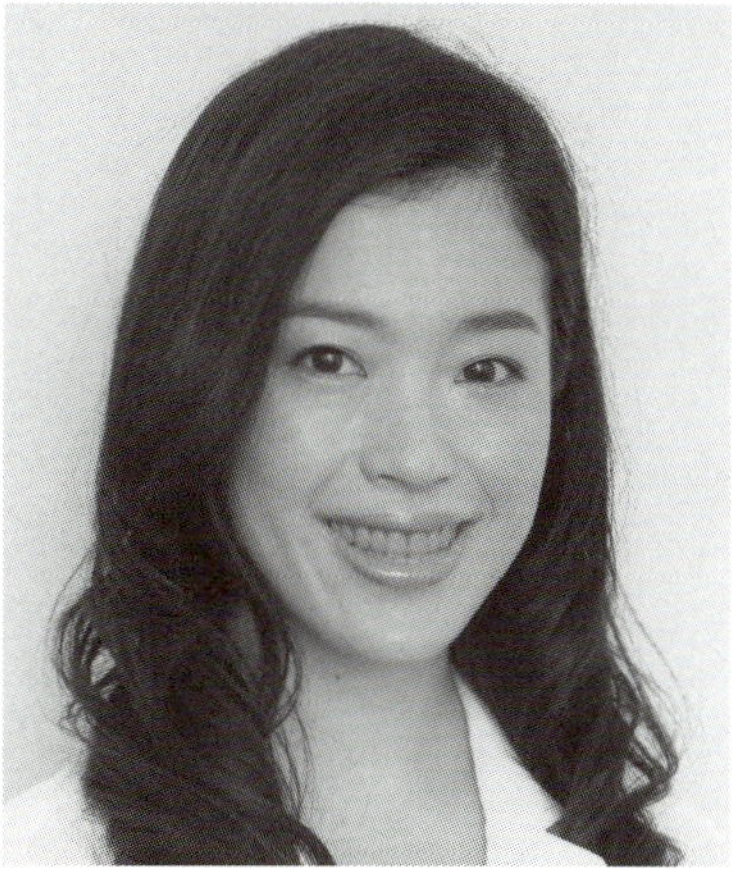

歯を着色すると……
ふけた印象に

日本では、健康の観点からデンタルケアの大切さを説くことが多いですが、**歯の印象による評価は、無意識下で少なからずあると思います。**

逆に、歯並びがコンプレックスのせいで、笑うことに抵抗を感じたり、終始うつむいた状態で会話をしたりする人も……。

美しい歯は、健康だけでなくその人に自信や笑顔、幸せをも与えてくれるのだと思います。

第5章

知ればもっと歯はよくなる！歯の新常識

正しいデンタルケアは医療費圧迫の家計を救います

日本の高齢化による医療費問題、誰もが気になるところですよね。いつまでも健康で長生きできるのが理想ではありますが、いざというとき、治療費の個人負担は現実的にぶつかる壁でもあります。

国内の有名大手企業の健康保険組合が行った調査では、

- 残っている歯の数が多いほど、その人にかかる全体の医療費は少なくなる（※調査対象は65歳以上）。
- 社内で歯科検診を続けた結果、歯科医療費、医療費ともに削減された。

- 歯科検診を受けなかった人は、受けた人に比べて歯科医療費が倍かかっている。

といった結果が出ました。

これは個人の医療費負担にも言えることだと思います。

先に説明したとおり、歯周病やむし歯といったトラブルは、全身のさまざまな疾患と無関係ではないとされています。

たとえば、**糖尿病の患者は歯周病が重症化しやすく、歯周病は糖尿病治療を妨げるため、結果的に歯科医療費・医療費ともに負担が増大してしまいます。**

これは糖尿病に限らず、疾患が増えれば増えるほど、芋づる式に医療費も膨らんでいくことに……。その個人負担額に耐え切れず、治療を断念するなどということは、なんとしても避けなければなりません。

決して脅すわけではないのですが、健康で長生きするためには、少しでも病気へのリスクは減らしておくべきだと思います。

日ごろからデンタルケアを行い、健康な歯を維持することで、医療費増大の連鎖を断ち切るようにしましょう！

毎日の歯みがきは立派な「脳トレ」です

「食べ物をしっかり噛むことで、認知症の予防につながる」

これはよく言われているので、すでに知っている方も多いと思いますが、実は、**毎日の歯みがき習慣も立派な「脳トレ」になります！**

普通にみがいているだけでも、歯茎へのマッサージや口まわりの筋肉を動かしているので、脳への刺激になり、歯みがき後は気分もスッキリしますよね。また、眠気覚ましに歯みがきをする人もいます。

ぼんやりしたまま惰性で歯みがきをするのではなく、**自分なりにみがく順番を**

決めてそれを意識し、1本1本を丁寧にみがくようにすればより効果的。

せっかく毎日何回か行うのですから、いろいろと工夫して、より「脳トレ」を楽しんでみましょう！

【歯みがき脳トレ】

- 鏡を見ながらみがくことで、視覚からの刺激もプラスする。
- 利き手ではなく、反対の手で歯をみがく（※雑にならないように注意）。
- キッチンタイマーやストップウォッチで時間を設定し、それを見ずに設定した時間にどれだけ合わせられるかを意識する。
- 片足を交互に軽く上げ、バランスを取りながら歯みがきをする（※転倒しないよう無理は禁物です。慣れないうちはイスなどにつかまり体を支えましょう）。

どれもすぐに実践できる簡単なものばかり。

これは、あくまで一例なので、自分でも工夫してみてください。

毎日「脳トレ」の時間をつくろうとすると続けるのはなかなか難しいですが、歯みがきタイムを利用すれば、無理なく継続できますよ。

また、歯みがき後にみがき残しがないかをチェックする際、**口を思いっきり大きく開けることで、顔全体の筋肉をほぐしましょう。**

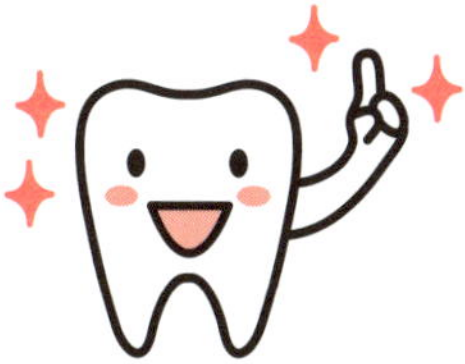

福岡県にある「みらいクリニック」の今井一彰院長が考案された、「あいうべ体操」もオススメです。

方法はとても簡単で、**口の形を大きく「あー」「いー」「うー」「べー」と動かし、これを一日に30セットほど繰り返すというもの。**「べー」では、舌で顎の先を舐める感じで下に突き出すのがポイント。声を出す必要はありません。

もともとは、**体にさまざまな弊害を及ぼす「口呼吸」を「鼻呼吸」へと改善させるために発案されたようですが、続けることで顔の筋肉も刺激され、アンチエイジング効果も期待できると思います。**

あいうべ体操

4つの動作を繰り返します。

1 「あー」と口を大きく開く。

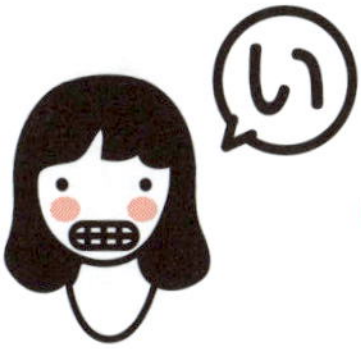

2 「いー」と口を横に開く。

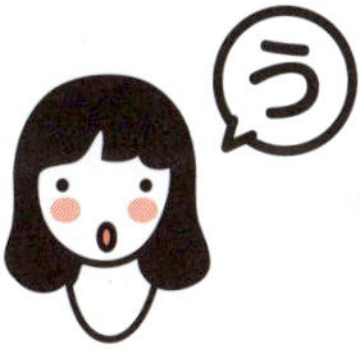

3 「うー」と口を強く前に突き出す。

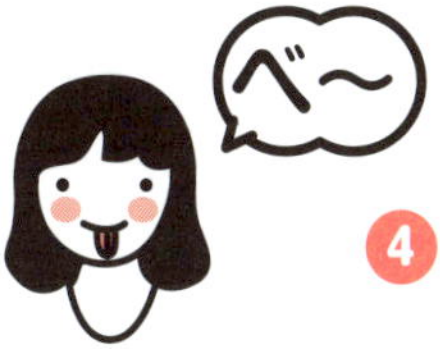

4 「べー」と舌を突き出して下に伸ばす。

メカニズムを知れば歯周病とむし歯の進行は防げます

ここまで歯周病やむし歯が引き起こす数々の弊害を紹介してきましたが、歯周病もむし歯も、ある日突然そうなるものではありません。

これらの病気はどのようにして発生し、進行していくのでしょうか。

正しいデンタルケアのためにも、まずはそのしくみを理解していきましょう。


【歯周病のしくみ】

歯周病菌は、お口の中に残った食べカスを餌にして、白い粘着性のプラークを作り出します。プラークは歯の表面に付着し、歯周病菌をどんどん増殖させながら、やがて歯と歯茎の境目にある1〜2ミリほどの「歯肉溝」へと入り込みま

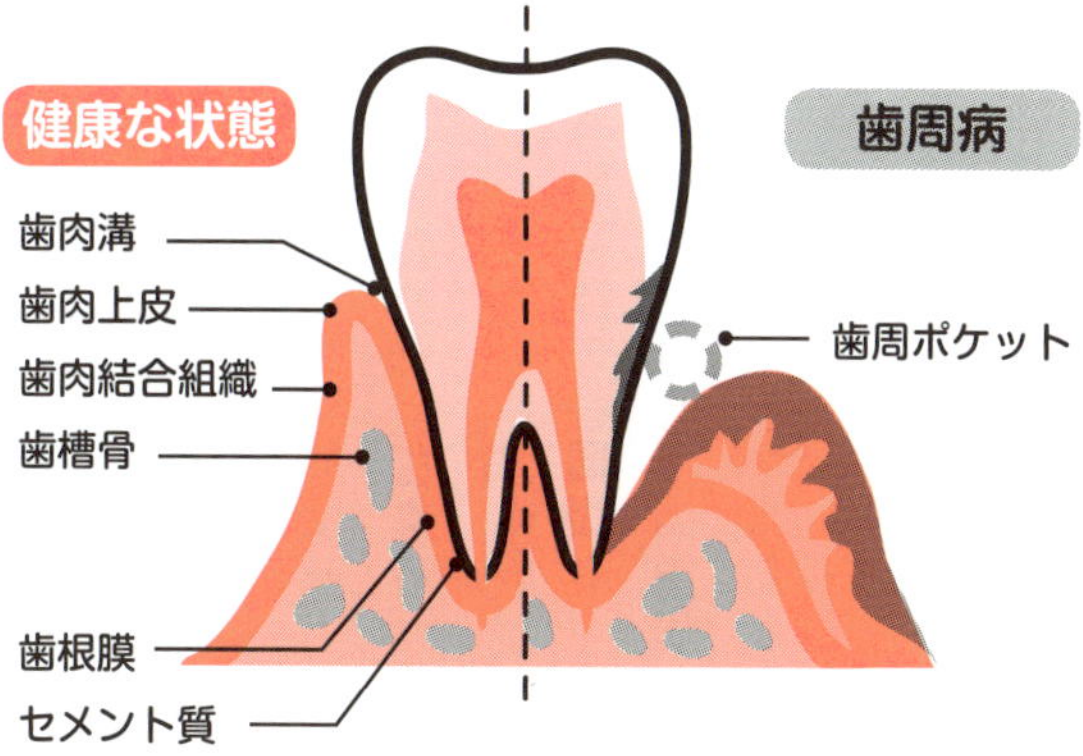
健康な状態
歯周病
歯肉溝
歯肉上皮
歯肉結合組織
歯槽骨
歯根膜
セメント質
歯周ポケット

す。

　これは、歯周病菌は空気が苦手なので、できるだけ空気に触れない場所に入り込もうとするからです。

　歯肉溝へと入った歯周病菌は、さらに内部で増殖を繰り返し、「歯周ポケット」も深くなっていきます。このまま放置していると、やがて歯を支えている「歯槽骨」をも溶かし、土台を失った歯は歯根ごと抜けてしまうのです。

　このように、**歯周病には進行段階があり、初期のうちに適切なケアをすれば、回復することができます。**

【進行度1】歯肉炎

歯肉溝に入り込んだ歯周病菌によって、歯肉が炎症を起こしている状態。

この時点で**歯科医師によるプラーク・歯石除去などの適切な処置を行えば、歯肉の炎症は収まり、回復が可能です。**

炎症により健康な状態よりも歯茎が赤くなりますが、自覚症状はあまりない人がほとんど。ただし、歯をみがくと歯茎から出血する人は要注意！

【進行度2】初期の歯周炎

歯肉の炎症が進行し、歯周病菌のすみかとなる歯周ポケットができています。歯周ポケットは見た目ではわからないため、ここでもまだ気づかない人が多いでしょう。

健康な歯茎は引き締まっていますが、炎症により腫れているので、触ると柔らかい場合も。歯と歯肉の境目も、なんとなくぷっくりしてきます。

正しいブラッシングケアと、プラーク・歯石除去で回復が可能です。

【進行度3】中等度の歯周炎

炎症が悪化し、歯茎が赤紫色に腫れることもあります。歯茎が下がり、歯の根元が露出し始めるので、歯が長くなったように感じる人がいるかもしれません。また、**口臭などの症状も出てきます。**歯周ポケットの奥深くに入り込んだ歯周病菌は、歯槽骨を溶かし始めます。レントゲンでその状態が確認できます。一度溶けてしまった歯槽骨を完全に復活させることは難しく、**プラークや歯石除去だけでは対処できないことが多いでしょう。**進行の度合いによっては、外科的治療が行われます。

【進行度4】重度の歯周炎

歯を支えている歯槽骨が溶け、触ると歯がグラグラとなる状態です。歯茎がさらに下がり、歯の根元が露出することで、歯と歯のあいだに隙間ができてしまうことも。**腫れが悪化しウミが出てくる、口臭が強くなるなど、さまざまな症状が発生します。**

歯周病の進行

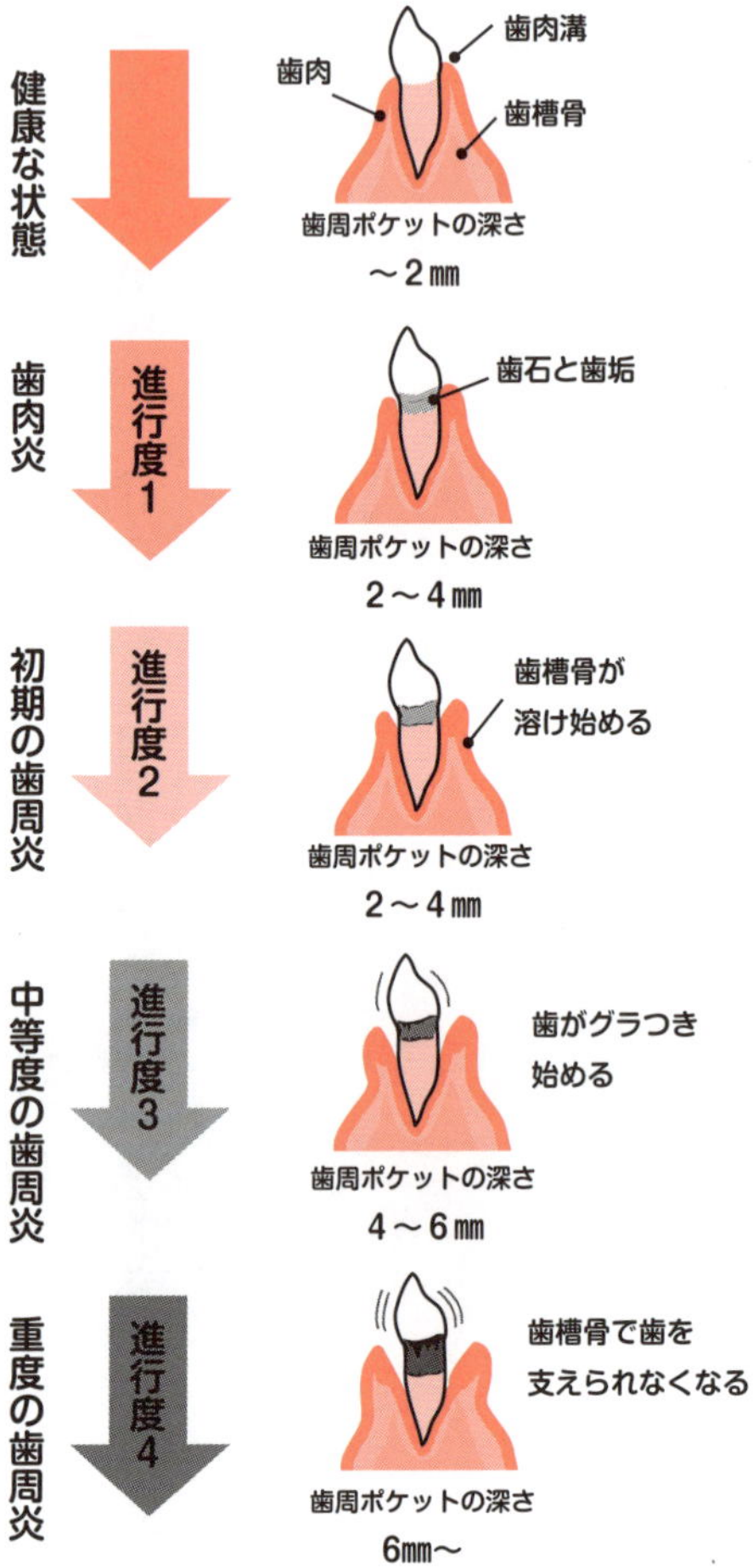
健康な状態
歯肉溝
歯肉
歯槽骨
歯周ポケットの深さ
～2㎜
歯肉炎
進行度1
歯石と歯垢
歯周ポケットの深さ
2～4㎜
初期の歯周炎
進行度2
歯槽骨が
溶け始める
歯周ポケットの深さ
2～4㎜
中等度の歯周炎
進行度3
歯がグラつき
始める
歯周ポケットの深さ
4～6㎜
重度の歯周炎
進行度4
歯槽骨で歯を
支えられなくなる
歯周ポケットの深さ
6㎜～

この段階まで進行してしまうと、歯周病の悪化を防ぐために抜歯の可能性も高くなってしまいます。

【むし歯のしくみ】

むし歯の原因となる細菌で有名なのが、**「ミュータンス菌」**。

みなさんも一度くらいは聞いたことがある名前かもしれませんね。

お口の中の食べカス（糖分）を餌にして増殖し、プラークを形成し、歯の表面にバイオフィルムというネバネバした膜を形成します。そのネバネバに守られたむし歯菌は糖を発酵させ、その際にやっかいな「乳酸などの酸」を発生させます。

するとお口の中が酸性となり、歯の表面のエナメル質を溶かしてしまいます。これが「脱灰」。

その後、本来ならば唾液などの中和作用のおかげで失われたミネラルを取り込み、歯が再石灰化されるのですが、酸性状態が長く続くと、この修復作業が追いつかなくなってしまうのです。

むし歯菌は増殖しながら、やがて歯の内側の象牙質まで溶かし始めます。

さらには歯の神経（歯髄）にまで到達し、神経を殺して歯根の先に細菌の巣をつくります。

歯科検診で医師が「C1」や「C2」と言っているのは、このむし歯の進行の度合いを指しています。

【要注意（C0）】

むし歯になりかけている初期の状態。

歯の表面が白くなり、溝が黒くなり

むし歯のできるまで

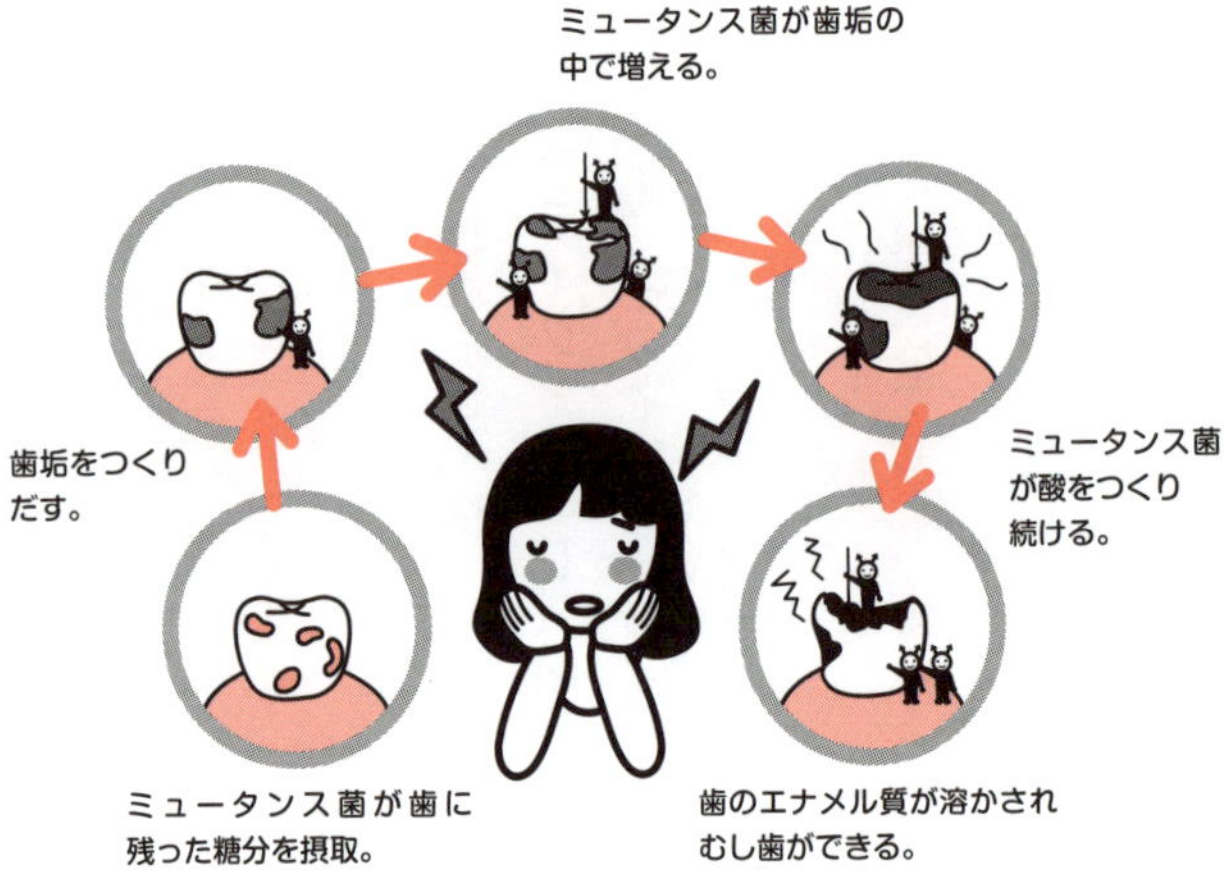
ミュータンス菌が歯垢の
中で増える。
ミュータンス菌
が酸をつくり
続ける。
歯のエナメル質が溶かされ
むし歯ができる。
ミュータンス菌が歯に
残った糖分を摂取。
歯垢をつくり
だす。

始めています。この段階であれば、歯を削ることなく、**フッ素塗布で再石灰化させる治療も期待できます。**

【進行度1（C1）】軽度のむし歯

エナメル質に小さく穴が開いた状態。

この時点では痛みを感じることはほとんどありません。進行具合によっては、**むし歯の部分を削って治療をします。**

【進行度2（C2）】初期のむし歯

エナメル質より下層にある象牙質にまで進行したむし歯。

象牙質はエナメル質よりも酸に弱く、進行が一気に早まることも。最初は冷たいものがしみると感じます。さらに、**温かいものまでしみるようになると、むし歯が悪化している証拠です。**

【進行度3（C3）】中期のむし歯

むし歯菌が神経（歯髄）にまで侵入している状態で、歯髄炎により、痛みを感じるようになります。

時には、ズキズキと耐えがたい痛みに襲われることも。痛みに耐えかねて歯科医院に駆け込む方の多くがこの段階です。

神経を取り除き、根管内に薬を詰めて消毒する「根管治療」を行います。

【進行度4（C4）】末期のむし歯

歯冠部まで溶けて、神経（歯髄）が死んでしまった状態です。ここまで進行すると痛みさえ感じなくなります。

歯槽骨の炎症が悪化すると、顔が腫れたり、高熱が出たりすることもあります。

この段階では歯の保存は難しく、**抜歯をして入れ歯やブリッジ、インプラントなどの治療を行います。**

むし歯の進行

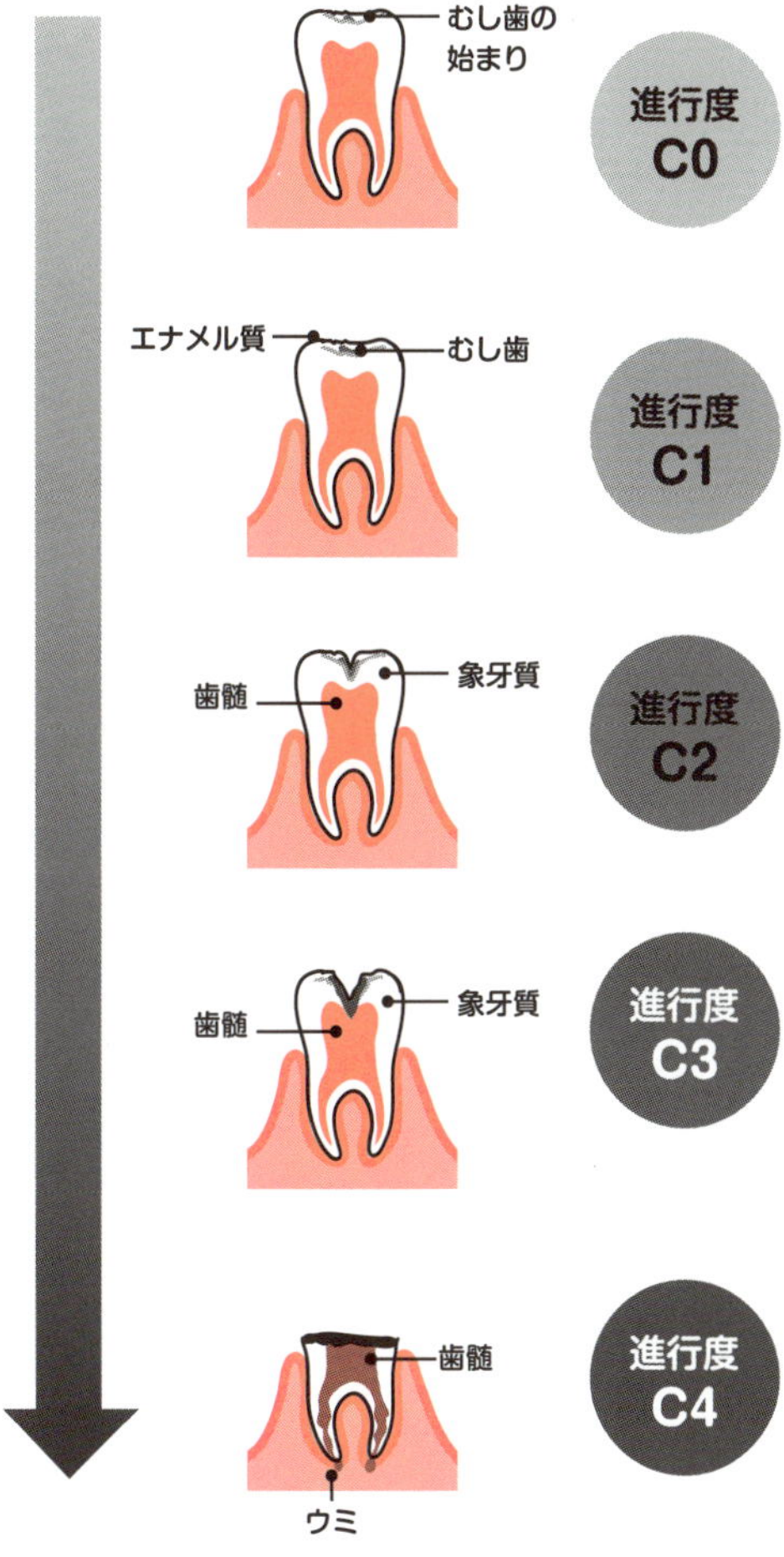
むし歯の
始まり
進行度
C0
エナメル質
むし歯
進行度
C1
歯髄
象牙質
進行度
C2
歯髄
象牙質
進行度
C3
歯髄
ウミ
進行度
C4

今から始めても大丈夫！プラークコントロール

歯周病やむし歯を予防するには、細菌やプラークを完全に排除してしまえばいいのですが、現実的にそれは難しいことです。

そこで、**「プラークコントロール」という考え方が大切になってきます。**

デンタルケアの商品にもよくこの言葉が使用されていますが、「これさえ使用していれば、プラークコントロールができますよ」というものは、残念ながらありません。

もちろん、サポートアイテムとして活用するのはいいことです。

しかし本来のプラークコントロールには、次のようなケアが不可欠になります。

プラークコントロール

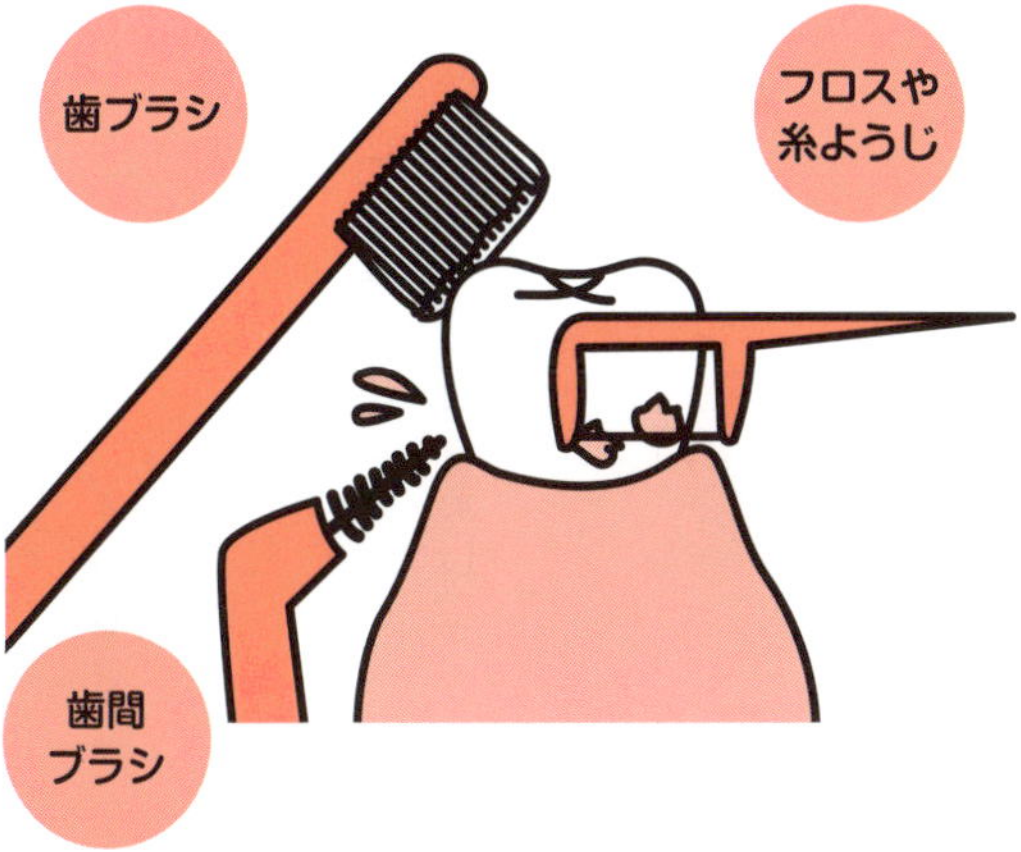

- 歯ブラシでの歯みがき。
- デンタルフロスや糸ようじ、歯間ブラシでの歯間ケア。
- 間食などの食事に対する工夫。
- 口内環境を改善するための生活習慣。
- 歯科医院での定期健診やプラーク・歯石の除去。

具体的なブラッシング方法は第1章でご紹介したとおり。

何より大切なのは、**プラークコントロールの重要性を理解し、常に意識を持**

つことだと思います。

そのためには、**毎日の歯みがきを楽しむことから。**

歯がキレイになると、それを維持することに喜びを感じられるようになります。

プラークコントロールを始めるのに「遅い」ということはありません。

さっそく今日から始めましょう！

毎日できる、簡単セルフチェックポイント

「歯周病やむし歯の怖さはわかったけど、じゃあ、どうやって自分でチェックしたらいいの？」

そう悩む方もいらっしゃると思います。

むし歯に関しては、初期の段階では痛みもなく見た目で判断するのは難しいため、やはり**歯科医院で検診を受けてもらうのがいちばんです。**表面ではなく歯の中がむし歯になる場合もありますし、奥歯や歯の裏側などは、歯科医師が使用する医療器具でのチェックやレントゲンのほうが、初期の段階で確実に見つけることができます。

- 冷たいものがしみる、温かいものがしみる
- 歯が茶色や黒褐色に変色している
- 穴が開いている

こうした症状が出ている場合は、むし歯がある程度進行していることが多いので、早いうちに歯科医院で相談してくださいね。

ここでは、歯周病のセルフチェックポイントを紹介していきましょう。

【1】歯肉の色

鏡を見ながら、下唇をめくってみて

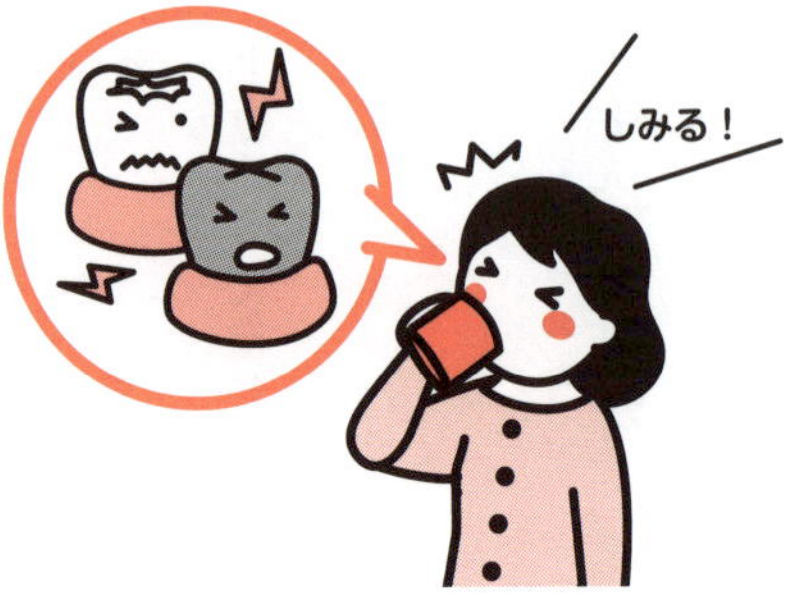

ください。力を入れると歯肉や唇の色が赤くなりやすいので、そっと指を添える感覚です。

歯肉の色が、白に近い薄ピンクならば合格！

下唇の内側と比較して、一段と薄いのが理想です。**下唇と同じ色や、それよりも濃いピンク、また、ところどころに赤く色むらがある場合は要注意。**歯肉が炎症を起こしている可能性があります。

上の歯の歯肉も同様に、上唇の内側と比較してください。

【2】歯肉の腫れ

歯周病が進行していると、

- 歯肉が赤く腫れている（濃淡のムラがある）
- なんとなくぶよぶよしている
- 全体的に厚みがある

といった症状が見受けられるようになります。

特に、歯肉と歯の境目には注意を。**キレイに引き締まったアーチ型の境目ではなく、歯間部分が赤く丸みを帯びている場合は腫れている証拠。**

健康的な歯茎は、唇をめくったときに歯の骨の部分の凹凸が、白くうっすらとわかるもの。全体的に赤くぷっくりとしているのは、危険信号ですよ。

【3】出血

歯みがきをしたときや、硬いものを食べたときに歯茎から出血するのは、歯周病の可能性があります。

【4】口臭

歯周病が悪化すると、歯肉が腫れてウミが出てくるので、口臭を感じるようになります。

口臭の原因は内臓からくることもあるので、歯周病だけではありませんが、ほかのチェック項目とあわせてみて複数に当てはまる状態ならば、歯科医院を受診することをオススメします。

【5】歯並び／歯のぐらつき

歯周病によって歯を支えていた歯槽骨が破壊されると、歯がぐらぐらと不安定になります。

指で押してみて歯が動くようであれば危険です。

そのまま放置していると、歯並びまで崩れてしまいますよ。

あなたは大丈夫？　年代別
歯のトラブルリスクとデンタルケア

年齢によって歯のトラブルリスクが異なるように、デンタルケアもそれに合わせて変わっていきます。

若いころからしっかりと予防について知識や習慣ができていれば、健康な歯の状態を長く維持することができますし、自分の年代特有のリスクを知ることで悪化を未然に防ぐことも可能です。

【乳幼児期】0～2歳

赤ちゃんの乳歯は、だいたい生後6カ月くらいから生え始めます。

乳歯は永久歯に比べて柔らかいので、むし歯になると大変溶けやすい状態です。できるだけむし歯菌に感染させないよう、**口移しを控え、使用する食器は大人と一緒にしないなど、**配慮してあげるといいでしょう。

食後は白湯などで口の中をキレイにし、指先に清潔なガーゼを巻いて、やさしくお掃除してあげてください。このころから習慣にしておくと、歯みがきトレーニングも抵抗なくできるようになります。

【幼少期】2〜6歳

食後に自分で歯みがきをする習慣を身につけさせてあげましょう。

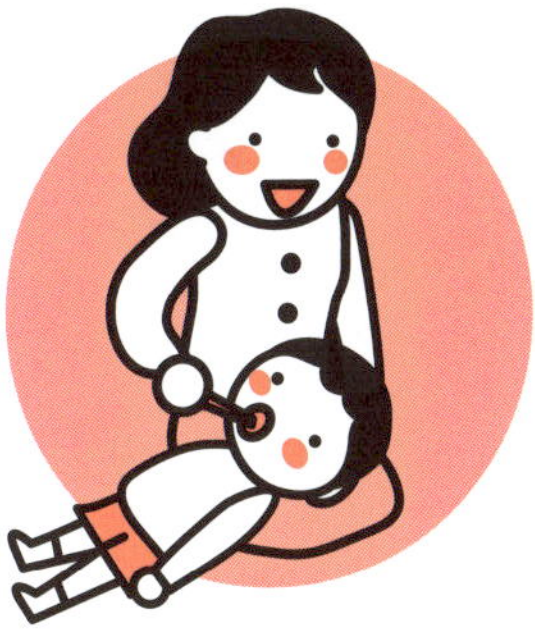
お子さんとの
コミュニケーションにも
なります

もちろん、ひとりではまだキレイにみがけないので、**最後の仕上げみがきは親御さんがやってあげてくださいね。**

骨格が形成される時期なので、もし歯並びが気になるようなら歯科医師に相談してみるのもいいかもしれません。

【少年期】6〜15歳

6歳前後から乳歯から永久歯への生え替わりが始まります。

特に臼歯は、噛み合わせに関わる重要な歯です。歯がきちんと噛み合っていないと、食べ物をうまく咀嚼することができず、顎の骨の形成や歯並び、フェイスラインにも影響してきます。**ポカンロ、頬杖に気をつけましょう。**

デンタルケアが自分でできるようになっている分、大人がトラブルに気づきにくい時期でもあります。**奥歯はみがきづらく、むし歯になりやすいので注意してあげてくださいね。**

【青年期】15〜20歳

最近では、10代で歯周病になる人も少なくありません。むし歯や歯周病などのトラブルはもちろん、口を開け閉めすると痛みを感じたり、口を大きく開けたりすることができない「顎関節症」も、この年代から症状が出始めることがあります。

ほかには、親知らずが生えてくる人もいるでしょう。**歯並びが気になるようなら、この頃までに矯正を終えておくことをオススメします。**

【成人期】20〜60歳

社会に出て生活環境も大きく変わるため、**ストレスや生活習慣の乱れなどから、歯周病になりやすい時期です。**

忙しくてデンタルケアを怠りがちになる人がいるかもしれません。

また喫煙は、歯周病やむし歯へのリスクを高めます。

妊娠中はホルモンバランスの影響で口内環境も不安定になります。赤ちゃんのためにも、**事前に歯周病やむし歯の治療をしておくようにしましょう。**

妊娠中からキシリトール100%入りガムを噛んでいたお母さんと、そうでないお母さんでは、生まれたお子さんのむし歯菌の発生が約9カ月違う、という研究結果もあります。

40歳以降になると、口腔内の免疫力も徐々に弱まってきます。一度悪化してしまうと治療に時間がかかることもあるので、早めに対処することがいちばんです。

【高齢期】60歳〜

加齢により唾液の分泌量も減っていくので、歯周病になる人の割合が増え、トラブルが生じやすい時期です。

入れ歯やブリッジ、インプラントのケアはもちろん、**残された歯をいかに健康的に残していくかが重要になってきます。**

糖尿病や高血圧、動脈硬化、認知症など、全身の疾患へのリスクも高くなっている年齢ですから、それを悪化させる可能性のあるお口のトラブルは、できる限り解消しておくことが望ましいと思います。

合わない入れ歯を無理して使っていたり、歯がないままの状態でいたりすると、食べ物が咀嚼しきれず、消化器官への負担や誤嚥の可能性が高まります。

80歳になっても自分の歯が20本以上あれば、満足した食生活を送ることができると言われています。

ぜひ、「8020」を目指しましょう！

さまざまな悩みを解消してくれる「唾液の働き」

特に意識することなく、当たり前のように存在する「唾液」。しかし唾液には、数々の素晴らしい作用があり、健康な口腔環境のために大きな役割を担ってくれています。

【消化作用】

唾液に含まれている消化酵素「アミラーゼ」は、食べ物を消化・吸収しやすいように、タンパク質を分解してくれます。

唾液の分泌を促すためにも、よく噛んで食べるようにしましょう。

【保護作用・食塊形成作用】

おせんべいなどの硬いものを食べたとき、お口の中を傷つけてしまわないよう、唾液が食べ物をまとめ、のみ込みやすいように運んでくれます。

口が渇いているときにパサパサしたものを食べると、のみ込みづらいですよね？　これは、**唾液の分泌が減ることで食塊形成作用に支障をきたしている証拠。**

高齢の方は日頃から唾液の量が少なくなっているので、**嚥下機能も低下しています。**誤嚥してしまわないよう、よく噛んで、水分を取りながら食事をするといった注意が必要です。

【抗菌・浄化作用】

唾液中の抗菌成分が、歯周病菌やむし歯などの繁殖を抑えます。

唾液が少ないということは、細菌を抑える力が弱いということ。ただし、この細菌を抑える力も、人によって差があります。

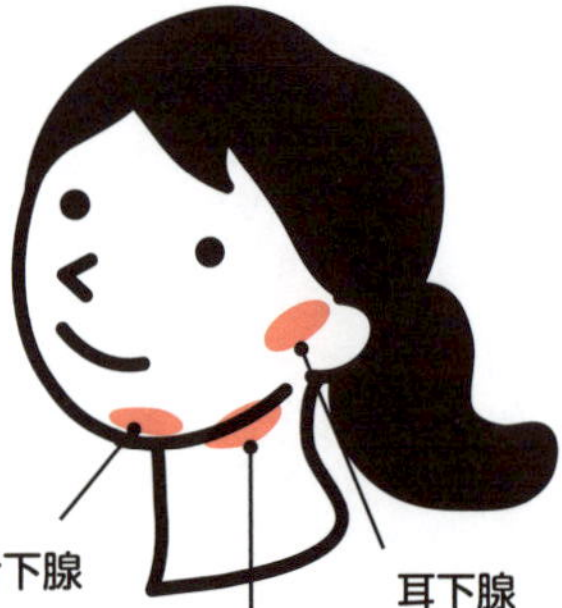

唾液の分泌量

1日に約1000～1500ml
安静時　毎分0.3～0.4ml
刺激時　毎分　1～2ml

唾液の主な作用

- 浄化作用
- 殺菌作用
- 消化作用
- 再石灰化作用
- 緩衝作用

【中和作用】

プラークによって酸性に傾いたお口の中を、**弱アルカリ性の唾液が中和することで、口腔内を中性に戻してくれます。**

唾液が正常に機能していれば、**お口の中は食後約30分で中性に。**酸性の状態が長く続けば、それだけ歯周病菌やむし歯菌は活発に増殖を繰り返し、口腔内環境が悪化します。

【修復作用】

酸によって脱灰してしまった歯は、お口の中が中性に戻ると再石灰化を行います。いわば、**溶けた歯の修復作業ですね。**

このとき、**唾液に含まれているミネラル成分も使用するので、唾液が多ければ多いほど、修復作業もスムーズに行われます。**

こうして書き並べただけでも、唾液は本当に優れた存在だと思いませんか？　食べ物をよく噛む、口を動かす（しゃべる）といった行為は、唾液の分泌につながりますので、日ごろからしっかり心がけることが大切です。

唾液検査で歯周病やむし歯のリスクが丸わかり！

唾液のすごい能力は、これだけではありません！

実は唾液を調べることで、**その人の口腔内に存在している歯周病菌やむし歯菌の数を知ることができるのです。**

これは、歯周病やむし歯にどの程度なりやすいかというリスクを把握するのにも有効とされています。

唾液検査（サリバテスト）は、歯科医院で採取した唾液を専門機関に送り、後日その結果をもとにカウンセリングを行います。

検査内容によって変わりますが、主な項目は、

- 歯周病菌の数
- むし歯菌の数
- 唾液の量／緩衝能（酸を中和する能力）
- プラークスコア

など。

細菌には性質のいいもの・悪いものが存在します。

こうしたデータから、どんな点に注意するべきか、具体的なデンタルケアの方法などをアドバイスさせていただきます。

検査内容によっては、ご自分の口内細菌の写真を見ていただくことも！　ただし、みなさん絶句されますが……。

私の経験上、「問題ありません」という方はまれで、いかに細菌が多く存在しているかについて、またデンタルケアの重要性を実感していただくいい機会になっていると思います。

費用は検査内容や歯科医院によって異なりますが、数千円程度。健康保険適用外なので自己負担となります。

寝起きの一杯の水、細菌までたっぷり飲んでいませんか⁉

「朝起きたら、コップ一杯の水を飲みましょう」

これは、体は寝ているあいだに脱水ぎみになるので、失われた水分を補給することで脳卒中や心筋梗塞の予防、さらには便秘の改善にもつながるとされています。

が、ちょっと待ってください！

ここまで読んでくださった方はもうお気づきだと思いますが、**朝起きたときのお口の中は、細菌が増殖した状態です。**

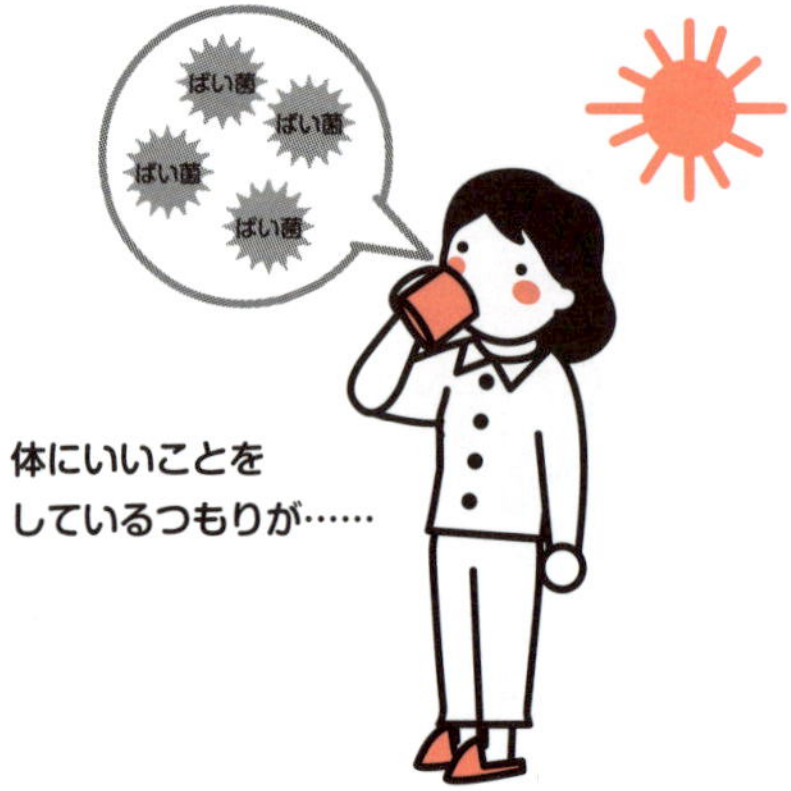
ばい菌
ばい菌
ばい菌
ばい菌
体にいいことを
しているつもりが……

その細菌ごと水と一緒に飲み込んでしまうのは、歯科医師としてはあまりオススメできません……。

特に高齢の方は免疫力が落ちているので、**体内に入った細菌が悪さをしてしまう可能性も否定できないのです。**

できれば、**歯ブラシで軽くブラッシングしてから、目覚めの一杯を飲むようにしましょう。**歯みがき粉は使用しなくても問題ありません。

就寝中にプラークが作り出したネバネバ物質のバイオフォルムは、ブラッシングでないと取れないのです。繰り返しになりますが、食器についた納豆のネバネバを、水だけでキレイにしようとしているようなものです。

それも面倒くさいという方は、せめてうがいをしてくださいね。

せっかく健康のためにやっていることが逆効果になってしまっては、もったいないと思います。

ちなみに私は、**朝起きたらまず歯ブラシでササッとブラッシングをしてから、うがい薬でうがいをし、その後、白湯を飲みます。**もちろん、朝食後の歯みがきも欠かしません。

所要時間にしてわずか数分ですし、いったん習慣になってしまえば、無理なく続けることができますよ。

歯みがき粉で「みがいたつもり」になるのは危険！

歯みがき粉は私も使用していますが、実はあまりこだわりはなく、情報収集・研究の意味も兼ねてさまざまな商品を使用しています。ひとつを使い終わったら、今度は別の商品を試してみる、といった状態です。

その中で比較的継続して使用しているのは「リナメル」。

歯みがき粉にしてはちょっと価格が高いですが、傷ついた歯の表面を修復し、着色しにくい状態にしてくれるので、夜の歯みがきをしたあと、トリートメント代わりに使用しています。

「歯みがき粉は、何を基準に選べばいいですか？」

これはよく聞かれる質問ですが、実のところ、それほど大きな差はないと思っています。**歯みがき粉は、ブラッシングしやすくするためのものと考え、効能はあくまで補助的な役割だと考えてください。**

ただ、ラウリル硫酸ナトリウムなどの発泡剤や研磨剤は、**できるだけ種類が多く含まれていないものを選ぶのがよいでしょう。低研磨、低発泡性のものがオススメです。**

日本の大手メーカーの商品ならばさほど問題ないと思いますが、海外の製品は成分を確認したほうが安心かもしれません。

ミントのフレーバーや泡立ちのよい歯みがき粉は、爽快感を得られるので人気がありますね。毎日のことだから楽しくみがくことは大切です。ただし、「みがいたつもり」にはならないようにしてください。

使用する量も、**できるだけ少ないほうが、結果的にしっかりとみがけるのではないでしょうか。**

むし歯予防に効果があるとされている「フッ素」は、エナメル質と結合し層を作ることで歯をコーティングし、むし歯菌の浸食を防ぐとされています。

むし歯予防薬として世界各国で認可されている成分ですが、「絶対にむし歯にならない」わけではないので、正しいデンタルケアを実践してこそのものだと思います。

キシリトール入りの機能性ガムはむし歯予防に◎

むし歯を予防し、歯の再石灰化を促すとされている**「キシリトール」を配合した機能性ガム。**

さまざまな商品が売られていますが、どのように取り入れるのがいいのでしょうか。

キシリトールとは、甘味炭水化物の一種で、イチゴやラズベリーなどにも微量ではありますが含まれている、**天然素材の甘味料です。**

糖質の中でも「五炭糖」に分類され、砂糖などの「六炭糖」とは分子構造が違います。そのため、むし歯の原因となるミュータンス菌が「糖だ！」と認識してキシリトールを取り込むのですが、いくら頑張っても消化しきれず、むし歯菌のほうが力尽きてしまうのです。たとえるなら、**むし歯菌の栄養にならないダミーの餌といったところでしょうか。**

また、キシリトールは砂糖のように酸を出さないので、同じ甘味料でも、むし歯の原因になりません。

こうしたことから、**キシリトール入りの機能性ガムを噛むことで唾液を分泌させ、むし歯菌の活動を弱めて再石灰化を促すという点で、**むし歯の予防効果が期待できると思われます。

ここで気をつけたいのが、キシリトールの含有量です。

キシリトールは、**一日に5～10グラムを3回以上に分けて食べることで、むし歯予防に効果があるとされています。**

さらに、その含有量は、**商品に使用されている甘味料の50パーセント以上でないと効果がないようです。**せっかくキシリトールが入っていても、残りの甘味料

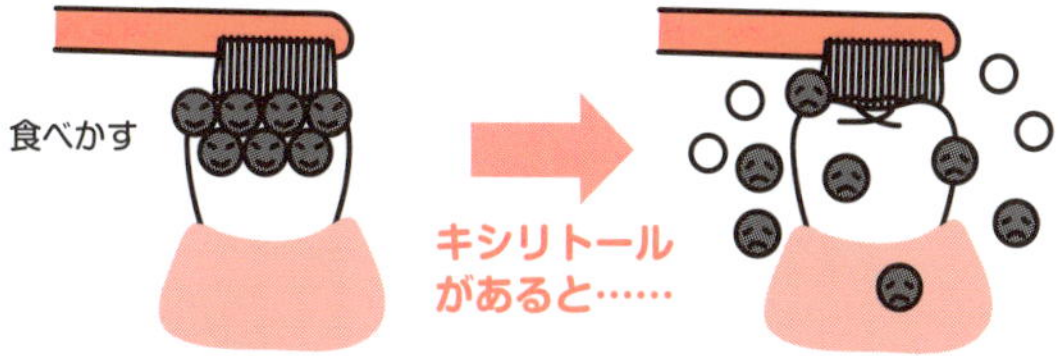

食べかすを食べたむし歯菌は
元気いっぱい！

むし歯菌のパワー減少！

が砂糖などの場合、結局はむし歯の原因となるのでご注意を。

機能性ガムは、**できるだけ甘味料がキシリトール100パーセントの歯科専用の商品を選ぶようにしましょう。一日5〜10グラム（4〜8粒）を3回以上に分けて食べると効果的です。**

キシリトール100パーセントではない機能性ガムの効果的な使い方は、**「食後すぐに歯みがきができないときの代替処置」として噛むようにしてください。**

ただし、これはあくまで補助的な役割であって、キシリトールガムを噛んだからといって、歯みがきをしなくてもいいわけではありませんよ。日ごろのデンタルケアにプラスすることで、大きな効果を発揮します。

私も、旅先で食べ歩きをするときにキシリトールガムを利用することがあります。さすがに、何かを食べるたびに歯をみがくことはできないですからね。

あなたのお口の中に、「毒」は入っていませんか？

「アマルガム」という言葉をご存じでしょうか。

多くの方が聞き慣れないと思いますが、正式な名称を「歯科用水銀アマルガム」と言い、**むし歯の治療で多く使用されていた材料です。**

以前にむし歯の治療をしたことがある方で、奥歯などに光沢のない黒っぽい銀色の詰め物がある場合は、アマルガムを使用している可能性が高いと思われます。**1970年代は〝二人にひとり〟は詰めていたものです。**現在、35歳以上の方は子どものころに詰めている可能性があります。

アマルガムは、水銀とその他の金属との合金で、水銀が約50パーセントの割合で含まれています。

保険適用の歯科素材なので、これまで歯科医院でも広く治療に使われてきましたが、近年、このアマルガムの安全性に対して疑問視する声が出てきました。**アマルガムはお口の中で腐食して、水銀が少しずつ溶け出し、体内に蓄積されます。**

水銀化合物であるということだけでなく、アマルガムは溶けやすい素材のため、腐食した部分からむし歯になるパターンも多く見られます。

さらに、腐食して食事中に取れてしまったアマルガムの詰め物を、誤飲してしまった患者さんもいらっしゃいます。

水銀は神経毒性が強い物質です。

全身に表れる不定愁訴と呼ばれるさまざまな不快な症状――たとえば、**頭痛、肩こり、胃腸障害、腰痛、ひざの痛み、不眠、イライラ、めまい、疲れやすい、**

アマルガムはこんなに危険！

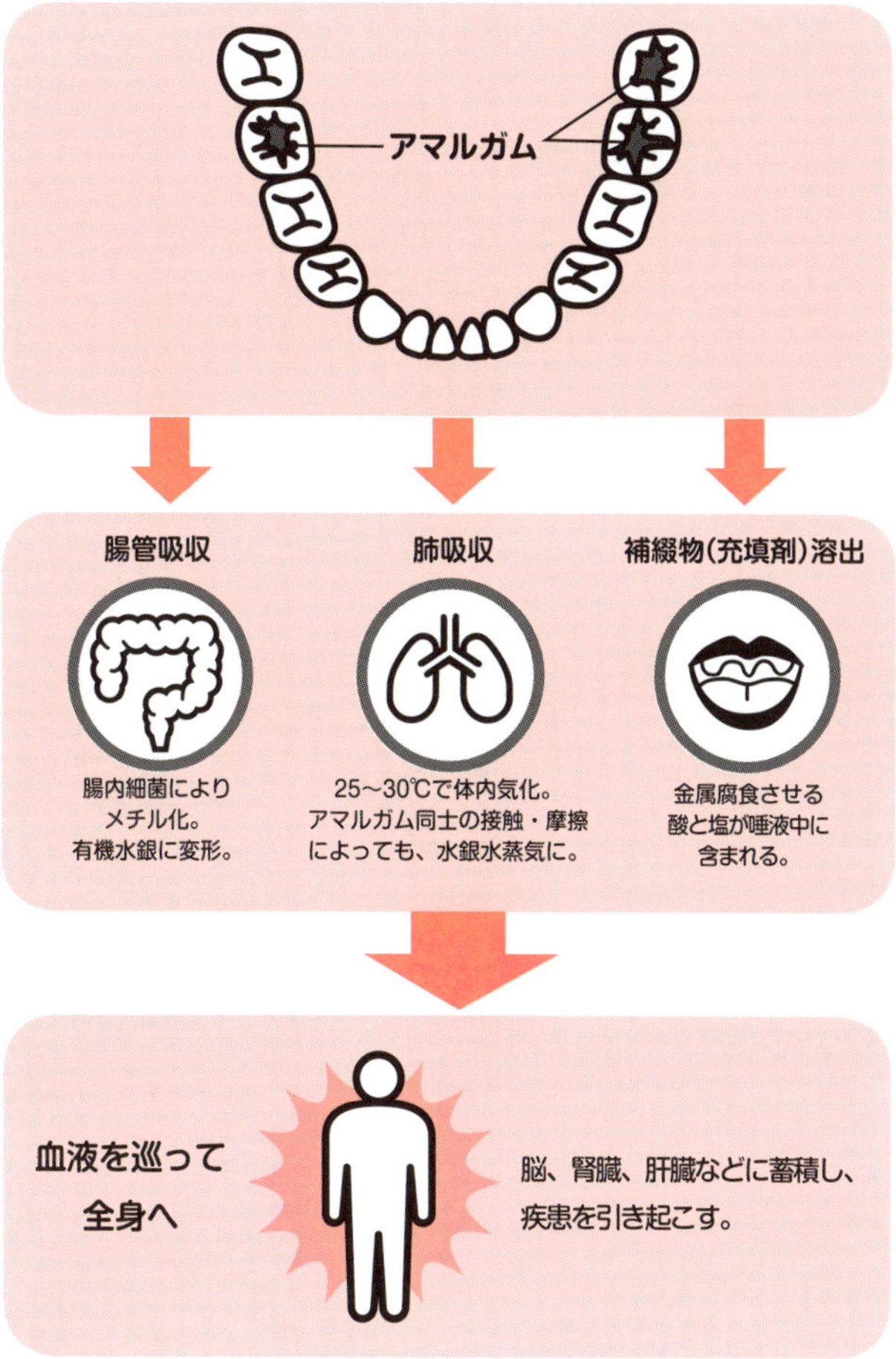

アマルガム
腸管吸収
肺吸収
補綴物（充填剤）溶出
腸内細菌により
メチル化。
有機水銀に変形。
25～30℃で体内気化。
アマルガム同士の接触・摩擦
によっても、水銀水蒸気に。
金属腐食させる
酸と塩が唾液中に
含まれる。
血液を巡って
全身へ
脳、腎臓、肝臓などに蓄積し、
疾患を引き起こす。

集中力がない、金属アレルギー、アトピー性皮膚炎、原因不明の痛みなど。これらは、お口の中のアマルガムのせいかもしれません。

銀色の詰め物がある方は、一度、歯科医院で検診を受けることをオススメします。

アマルガムであれば、より安全な素材のものに代えることを検討してみてくださいね。

アマルガムの除去については、保険適用の治療と適用外がありますので、まずは歯科医師に相談してみましょう。気になる方は、最寄りの歯科医院に問い合わせてみてはいかがでしょう。

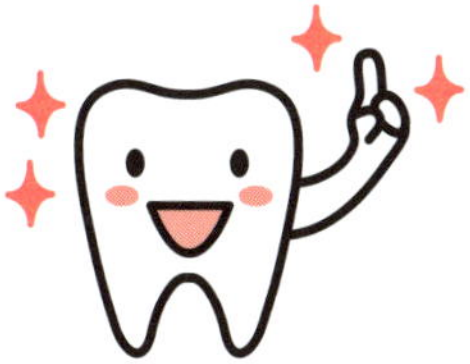

おわりに

「一生モノの美しい歯は、毎日のちょっとした心がけで手に入ります」

この言葉をお伝えしたくて、私は本書の執筆をさせていただきました。
日々、歯科医師として患者さんのいろんな症状を治療していて強く感じるのは、「美しい歯を手に入れるのに遅すぎることはないから、今からデンタルケアに目覚めてほしい！」ということ。ですから私は、デンタルケアについてのアドバイスにできる限り時間を割くようにしています。

歯がキレイだと、人生が好転していきます。

「容姿に自信がもてない……」

「年齢が年齢だから無理！」

そんなネガティブな思いは、今日から封印してください。

健康でキレイな歯が、すべてを解決してくれるはずです。

歯が美しく笑顔が素敵な方は、そうでない方の何十倍も爽やかで清潔感があり、魅力的に感じますし、恋愛や就活、婚活でもよい印象を与えることができるでしょう。


また、**美しい歯のメリットは対人関係だけにとどまりません。**

私は、「楽しい食事」を人生の楽しみのひとつだと思っています。家族や友人との食事や、旅先でご当地グルメを堪能するなど、みなさんも美味しいものを食べているときに幸せを感じたりしませんか？

「食」は、健康な体づくりにつながっていることを考えても、生きていくうえで欠かすことのできない喜びの源だと思います。

この喜びをいつまでも維持するためにも、歯は非常に重要で、ケアを怠ってはいけないのです。

「口腔内の健康は人生に直結している」と言ってもいいのではないでしょうか。

そしてもうひとつ、私が日ごろから痛感しているのが、**「子どものころからデンタルケアの習慣を身につけること」や、「歯科恐怖症にさせない」ことがいかに大切かという点です。**子どものころのトラウマのせいで、大人になっても歯科医院に行きづらくなっている方がたくさんいらっしゃいます。

お子さんの場合、初めての歯科医院で怖がって治療ができないことは珍しくありません。そんなとき、私は治療に使う道具を「これは風さんだよ」「これは掃除機さんだよ」などとわかりやすく説明し、恐怖心を取り除くことに注力します。場合によっては、初日は治療をせずにお話だけすることも。

こうして治療を嫌がることなく受けてくれるようになったお子さんの姿を見ると、大きな喜びと達成感に包まれます。

私は、「さすが歯医者さん！　歯がキレイですね」と言われることもありますが、それは幼少期に母が嫌がる私を押さえつけて歯みがきをした努力が大きいと思います。おかげで、今もむし歯ゼロ！　当時、周りの友人はみんな、歯科医院に行くのを怖がっていましたが、私は行くといつも褒められるので、子どもでは珍しく「歯医者さんは居心地のいいところ」だと思っていました。
デンタルケアの習慣を幼いころから徹底してくれた両親には、今になってとても感謝しています。

とはいえ、どんな年齢になっても遅いということは決してありません。
お口のことに関してだけでなく、すべてに当てはまりますが、「思い立ったが吉日」です。さあ、今から始めましょう！

ひとりでも多くの方に、美しい歯を手に入れてもらうことが私の使命。

本書のデンタルケアを実践していただき、美しい歯で楽しい人生を過ごしていただけますよう、願ってやみません。

最後に、私のことを信頼してくださる患者さんをはじめ、いつもクリニックで私を支えてくださっている先生方やスタッフのみんな、歯のホワイトニング専門店「Whitening BAR」のみなさん、応援してくれる両親や友人たち、そして、ここでは紹介しきれないたくさんの方々に、心から感謝を申し上げます。

平成29年7月吉日

西原郁子

歯医者に行きたくない人のための自分でできるデンタルケア

発行日　2017年 7月28日　第1刷

著者　西原郁子

本書プロジェクトチーム
企画・編集統括　柿内尚文
編集担当　小林英史、奈良岡崇子
編集協力　秋山美津子
デザイン　アルビレオ
イラスト　石山沙蘭
校正　小西義之
協力　横山寛
栗原圭子（ホワイトラビット歯科医院院長）
撮影　金澤智康
ヘアメイク　田中いづみ
営業統括　丸山敏生
営業担当　伊藤玲奈、甲斐萌里
営業　増尾友裕、熊切絵理、石井耕平、戸田友里恵、
大原桂子、綱脇愛、川西花苗、寺内未来子、櫻井恵子、
吉村寿美子、田邊曜子、矢橋寛子、大村かおり、
高垣真美、高垣知子、柏原由美、菊山清佳
プロモーション　山田美恵、浦野稚加

編集　舘瑞恵、栗田亘、辺土名悟、村上芳子、
加藤紳一郎、中村悟志、及川和彦
編集総務　千田真由、髙山紗耶子、高橋美幸
講演・マネジメント事業　斎藤和佳、高間裕子
メディア開発　中原昌志、池田剛
マネジメント　坂下毅
発行人　高橋克佳

発行所　株式会社アスコム

〒105-0003
東京都港区西新橋2-23-1　3東洋海事ビル
編集部　TEL：03-5425-6627
営業部　TEL：03-5425-6626　FAX：03-5425-6770

印刷・製本　中央精版印刷株式会社

Printed in Japan ISBN 978-4-7762-0955-3

購入者だけにプレゼント！

スマートフォン、
パソコン、タブレットで
**「歯科医が教える
基本のデンタルケア」**の
動画を見ることができます。

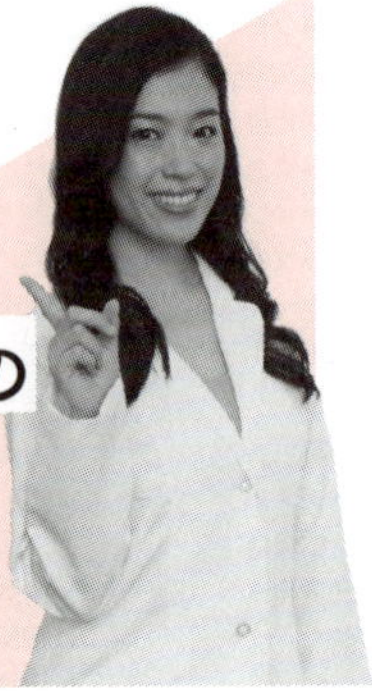

アクセス方法はこちら！

下記のQRコード、もしくは下記のアドレスから
アクセスし、会員登録の上、案内されたパスワードを所定の欄に入力してください。
アクセスしたサイトでパスワードが認証されますと、動画を見ることができます。

https://ascom-inc.com/b/09553

※通信環境や機種によってアクセスに時間がかかる、もしくはアクセスできない場合がございます。
※接続の際の通信費は、お客様のご負担となります。